毒理学前沿：基础理论与新技术丛书

彗星试验前沿：基础与应用

庄志雄　主编

科学出版社
北京

内 容 简 介

彗星试验(即单细胞凝胶电泳)是最近30多年来发展起来的一种重要的检测外源化学物遗传毒性(DNA损伤)的适宜技术,其因简单、灵敏、快速、经济实用而广泛应用于遗传毒性试验研究、人类生物监测,以及分子流行病学、生态毒理学和DNA损伤修复的基础研究。近年来,随着生物科学技术的飞速发展,彗星试验与这些新技术的结合扩展了其应用价值和范围。本书简要回顾了彗星试验的历史;介绍了彗星试验的试验原理、试验方案、测试策略、描述评估不同细胞不同类型DNA损伤所遵循的标准化规程;重点介绍了近年来彗星试验的新发展及其在不同领域中的实际应用。

本书可作为从事毒理学教学、科研和安全性评价的人员及高等院校研究生和本科生的参考书及培训教材。

图书在版编目(CIP)数据

彗星试验前沿:基础与应用/庄志雄主编.—北京:科学出版社,2021.11
(毒理学前沿:基础理论与新技术丛书)
ISBN 978-7-03-070426-9

Ⅰ.①彗… Ⅱ.①庄… Ⅲ.①毒理学 Ⅳ.①R99

中国版本图书馆CIP数据核字(2021)第223487号

责任编辑:闵 捷/责任校对:谭宏宇
责任印制:黄晓鸣/封面设计:殷 靓

科学出版社 出版
北京东黄城根北街16号
邮政编码:100717
http://www.sciencep.com
南京展望文化发展有限公司排版
上海锦佳印刷有限公司印刷
科学出版社发行 各地新华书店经销

*

2021年11月第 一 版 开本:B5(720×1000)
2021年11月第一次印刷 印张:11 1/4
字数:190 000

定价:100.00元

(如有印装质量问题,我社负责调换)

《彗星试验前沿：基础与应用》编委会

前　言

毒理学是研究人类生产和生活环境中存在的各种化学性、物理性和生物性有害因素对生物体和生态环境,特别是对人体危害及其机制的科学。通过对危害的评价、预测而提出有效的管理和预防控制措施。21 世纪以来,生命科学和相关学科的飞速发展,特别是人类基因组计划的实施和环境基因组计划的开展,赋予了毒理学新的生命力,提出了许多新理论、新概念和新方法,使毒理学发生了革命性的变化,在保障人类健康、维护生态平衡、改善环境、促进国民经济可持续发展和构建和谐社会等方面发挥着积极的作用。认真总结推广学科发展的经验和理论成果、培养新人、保持学科优势、促进学科发展,对我国毒理学的学科发展和促进国际学术交流起积极的作用。基于上述背景,深圳市疾病预防控制中心决定出版“毒理学前沿:基础理论与新技术丛书”,试图从当前毒理学最为关注的一些热点领域介绍其研究成果和发展动向,特别是新的理论体系和新技术的应用,希望能对毒理学的教学、科研和应用有所裨益,本丛书力求内容丰富、资料翔实、概念准确,尽可能做到系统性、科学性、前沿性和实用性。

《彗星试验前沿:基础与应用》为本丛书的第一分册。近

30多年来，彗星试验(即单细胞凝胶电泳)已成为一个评定DNA损伤的标准方法，广泛应用于遗传毒性试验研究、人类生物监测，以及分子流行病学、生态毒理学及DNA损伤修复的基础研究，且其因方法简单、灵敏、多功能、快速、经济实用而赢得了广大科研工作者的青睐，与彗星试验相关的文献数目逐年上升，近年来，随着生物科学技术的飞速发展，彗星试验与这些新技术的结合扩展了其应用价值和范围，逐渐成为一种重要的检测外源化学物遗传毒性的适宜技术。本书包括三大部分内容，第一部分简要回顾了彗星试验的历史；介绍了彗星试验的试验原理、试验方案、测试策略、描述评估不同类型DNA损伤所遵循的标准化规程；第二部分重点介绍近年来彗星试验技术的新发展，如彗星荧光原位杂交、高通量彗星试验、3D皮肤彗星试验等；第三部分介绍了彗星试验在不同领域中的具体应用，包括遗传毒性试验、人类生物监测和环境生态毒理学应用等。

本书可作为从事毒理学教学、科研和安全性评价人员，高等院校研究生和本科生的参考书及培训教材，也可供医药产业、环境保护、食品安全、畜牧兽医、化学化工等领域人员参考使用。

编　者

2021年10月

目 录

第1章 概 论

1.1 引 言

过去30多年来,彗星试验(comet assay)[即单细胞凝胶电泳(single cell gel electrophoresis,SCGE)]已成为一个评定DNA损伤的标准方法,广泛应用于遗传毒性试验、人类生物监测和分子流行病学、生态毒理学及DNA损伤修复的基础研究,且其因简单、灵敏、多功能、快速、经济实用而赢得了广大科研工作者的青睐,与其有关的文献数目逐年上升。2016年,经济合作与发展组织(Organization for Economic Cooperation and Development,OECD)通过了一项用于哺乳动物DNA链断裂体检测的彗星试验指南,即经济合作与发展组织关于哺乳动物体内碱性彗星试验的化学品测试指南(OECD Guidelines for the testing of chemicals, Test No. 489: *in vivo* mammalian alkaline comet assay,后文简称OECD TG489)。这是一项具有里程碑意义的成就。然而,彗星试验的作用远不止测试体外细胞和试验动物器官DNA链断裂。使用修复酶增加了DNA损伤的范围,也可以被修改来测量DNA修复活性。其他一些DNA损伤如DNA交联(如胸腺嘧啶二聚体)和氧化性DNA损伤也可以在彗星试验中使用损伤特异性抗体或特异性DNA修复酶来评估。它作为一种有价值的工具在DNA损伤和修复研究、遗传毒性测试和人类生物监测中得到了广泛的应用。生态毒理学领域还提供了在自然生态系统中使用彗星试验的可能性,最近对该领域进行了回顾,包括用于研究、开发和(或)修改规程及改进未来试验的常用试验模型。然而,尽管该分析已长期使用,仍有必要进行进一步的研究,以评估和验证该程序特定步骤中变异的影响。这对于不断努力减少试验和实验室之间的差异尤为重要。

1.2 彗星试验的起源与演变

1976 年，Cook 等发表了一篇研究非离子去垢剂和高摩尔浓度氯化钠裂解细胞核结构的论文。这种处理除可以去除细胞膜、细胞质和核质，并破坏核小体外，几乎所有的组蛋白都被高盐溶解。剩下的是类核体，由 RNA 和蛋白质组成的核基质或支架及 DNA 由于核小体组蛋白周围的双螺旋结构的旋转而呈负超螺旋状。超螺旋的存在意味着 DNA 的自由旋转是不可能的。他们提出了一个模型，认为 DNA 以一定的间隔附着在基质上，使其有效地排列成一系列的环状结构，而不是线性分子。当加入嵌入剂（如溴化乙锭）将负超螺旋展开时，这些环从类核核心向外扩展，形成了一个“光晕”（halo）。当用辐射使环松弛时，也能看到类似的效应，一个单链断裂就足以使该环处超螺旋松弛。

1978 年，Rydberg 和 Johanson 首次尝试直接量化 DNA 链断裂，他们将细胞包埋在载玻片上的琼脂糖中，并在微碱性条件下进行溶解。1984 年，Ostling 和 Johanson 在上述方法的基础上，开发了彗星试验，彗星试验又称单细胞凝胶电泳。术语“彗星”（comet）最初是由 Olive 等在 1990 年提出的，用来描述琼脂糖凝胶中的 DNA 形状。这是一种在中性条件下进行裂解和电泳的分析方法。用吖啶橙对 DNA 进行染色，获得的图像看起来像一颗彗星（后文均用彗星描述）。其有着独特的结构，包括完整 DNA 的头部和由受损或破碎的 DNA 片段组成的尾部。因此，命名为彗星试验。从彗星头部释放出的 DNA 数量取决于所用诱变剂的剂量。然而，这种方法只能分析双链断裂。

后来，Singh 等和 Olive 等分别对该方法进行改良（Singh 等，1988；Olive 等，1990）。前者在高碱性条件下进行电泳（pH>13），这使 DNA 超螺旋能够得到进一步松弛和展开，并有可能在电泳过程中检测碱基不稳定位点和 DNA 单链断裂（single-strand breakage，SSB）；该方法可测量低水平的断裂，灵敏度高。后者则在中性或弱碱性条件下进行电泳检测 DNA 单链断裂；该方法被优化以检测对药物或辐射具有不同敏感性的细胞亚群。Singh 等开发的碱性彗星试验的版本要比 Johanson 和 Ostling 最初建立的版本敏感两个数量级，因而 20 世纪 90 年代起就非常流行，可能是迄今最常用的 DNA 损伤修复评估方法之一。对于许多研究人员来说，Singh 等（1988）的文章无疑是最早的碱性彗星试验的参考文献。截至 2020 年底，SCOPUS 数据库检索发现，这篇文章被引用超过 9 907 次。

标准的彗星试验检测DNA链断裂和在碱性条件下转化为DNA链断裂的损伤(即碱基不稳定位点)。Gedik等(1992)首次将细菌修复酶用于检测"潜在"的DNA损伤。他们将Hela细胞暴露在紫外线C段下,这种紫外线不会使DNA链断裂。然而,当在可渗透的Hela细胞中加入细菌T4核酸内切酶V(T4 endonuclease V,T4 endo V)时发现,环丁烷嘧啶二聚体(cyclobutane pyrimidine dimer,CPD)是额外的损伤。随后,酶在细胞裂解后直接作用于凝胶包埋的类核物质(Collins等,1993)。不同版本的酶修饰彗星试验已经开发出来,用于检测烷基化的碱基、氧化的嘧啶(即核内切酶Ⅲ敏感位点)和氧化的鸟嘌呤[即甲酰胺嘧啶-DNA糖酶(Fpg)敏感位点](Collins,2011)。后者作为一种测量氧化损伤DNA的方法已经相当流行,尽管高浓度的烷化剂也会在细胞培养中产生Fpg敏感位点(Speit等,1999)。有研究表明,人类8-氧代鸟嘌呤DNA糖基化酶(human 8-oxoguanine DNA-glycosy lase,hOGG1)比Fpg蛋白可更有效地检测氧化损伤的DNA(Smith等,2006)。因此,hOGG1修饰彗星试验近年来被用作Fpg修饰彗星试验的替代方法。同样的试验组合已被进一步开发用于测量人类细胞(Collins等,2001)和动物组织(Mikkelsen等,2009)提取物中的DNA修复活性。

20世纪90年代初,研究者首次对健康个体进行生物监测研究。研究表明,尽管年龄较大的个体有更多高度受损的细胞,但是年龄对DNA链断裂的平均水平并没有影响(Singh等,1990)。几年后,第一个动物试验研究出现了,彗星试验被用来证明与烟草有关的亚硝胺在吸入和口服后都会在大鼠组织中产生DNA链断裂(Pool-Zobel等,1992)。到1992年年底,发表的关于彗星试验的文章不到10篇,该试验在遗传毒理学和生物监测方面的应用仍十分有限。

1993年,彗星试验的首个综述介绍了试验方法的变化,并强调了该试验的各种应用(McKelvey-Martin等,1993)。许多试验方案和DNA损伤水平的实验室间差异已经成为亟须解决的问题,特别是在生物监测研究中。为减少实验室间的变异,制订标准化的试验方案成为彗星试验面临的挑战。20世纪90年代中期,有研究首次报道了彗星试验在职业(即在贴膜工人中接触苯乙烯)(Vodicka等,1995)和环境(即空气污染)暴露研究中的应用(Binková等,1996)。同一时期的文献也发现,彗星试验检测到在跑步锻炼(Hartmann等,1994)和在阳光下暴露(Møller等,1998)后,DNA链断裂水平升高,这类改变通常被认为是生物监测研究中的混杂因素,尽管它们的影响仍然需要评估。20世纪90年代中期,彗星试验也进入了抗氧化剂(Duthie等,1996)和植物化学物质的研究领域(Pool-Zobel等,1997)。在接下来的20年中,用于测量

DNA 氧化损伤的酶修饰的彗星试验在抗氧化剂和植物化学物研究中十分普遍。彗星试验的其他一些显著进展包括建立了检测哺乳动物细胞 DNA 交联(Pfuhler 等,1996)和植物细胞 DNA 链断裂(Koppen 等,1996)的方法。1997 年,该方法首次用于检测纳米颗粒在细胞培养中产生的 DNA 损伤(Nakagawa 等,1997)。20 世纪 90 年代末,科学家们从国际癌症研究机构(International Agency for Research on Cancer,IARC)的专题论文和美国国家毒理学计划(National Toxicology Program,NTP)致癌性数据库中挑选出 208 种化学物质,并对这些化学物质在小鼠多器官中的 DNA 链断裂进行了全面研究(Sasaki 等,2000)。这项工作和日本替代方法验证中心(Japanese Center for the Validation of Alternative Method, JaCVAM)的验证研究为 OECD TG489 奠定了基础。

"彗星试验"一词于 2000 年正式引入医学主题词中,并被美国国家医学图书馆 PubMed 所采用。2000 年,国际化学品安全署发布第一套《人类致癌物遗传毒性监测指南》(Albertini 等,2000),同年,国际遗传毒性测试程序研讨会(International Workshop on Genotoxicity Test Procedures)专家会议拟定了《遗传毒理学的体外和体内彗星试验指南》(Tice 等,2000)。随后,在 2003 年第四届国际彗星试验研讨工作组会议(International Workgroup on Genotoxicity Testing workshops)(Hartmann 等,2003)以及 2007 年和 2013 年国际遗传毒性试验测研讨会(Speit 等,2015)之后发布了《体内彗星试验指南》。

彗星试验在生物监测研究中得到验证的同时,研究人员在遗传毒理学方面也在努力开发一种体内彗星试验的标准化规程。与在动物模型中开发的体内彗星试验的程序不同,在生物监测研究中验证该试验时也纳入了氧化损伤 DNA 的酶修饰试验。1993 年,Collins 等最早描述了对该方法的改进,通过利用大肠杆菌的 DNA 修复酶内切酶Ⅲ来检测淋巴细胞中氧化嘧啶损伤,同样的方案利用来自大肠杆菌的 Fpg 检测 8-氧代鸟嘌呤。在 20 世纪 90 年代,关于哺乳动物 DNA 中 8-氧代鸟嘌呤的基线水平存在激烈的争论,因为在不同类型的色谱分析、Fpg 修饰的彗星试验中或在进行类似的技术评估时,报告的结果相差几个量级(Collins 等,1997)。这些研究促使欧洲氧化 DNA 损伤标准委员会(European Standards Committee on Oxidative DNA Damage,ESCODD)的成立。3 个环形比对试验后的结果表明,尽管尝试对试验方案进行标准化,但 Fpg 修饰的彗星试验显示了淋巴细胞 DNA 损伤水平在实验室间的巨大差异(ESCODD,2002,2003)。使用校准曲线样本(即暴露于电离辐射的冷冻保存细胞)进行实验室内研究的目的是减少不同日期间结果的差异(Møller 等,

2004;Forchhammer 等,2012)。随后,相关人员开展了欧洲彗星试验验证小组(European Comet Assay Validation Group, ECVAG)环形比对试验,该试验旨在研究彗星试验的变异来源,并通过使用校准曲线样本来标准化结果,以减少DNA 损伤和修复活性的实验室间变异(Møller 等,2010)。

2011 年 9 月,在土耳其库萨达西的国际彗星试验研讨会上,启动了名为“ComNet”的项目,以更好地协调利用彗星试验开展生物监测研究的需要(Collins 等,2012)。迄今,该项目一直在没有核心资金的情况下运行,其运行依赖单个研究人员的资源。在这个项目下,发表过有关人类彗星试验研究论文的实验室被邀请参与合作,全球超过 100 个实验室在一个专门的网站上注册(www.comnetproject.org)。项目研究人员向这些实验室分发了一份调查表,以确定现有流行病学数据的程度,并收集有关正在使用的技术规程的信息。已经收到了来自 50 多个实验室的回应,他们均同意捐赠他们的数据。表示感兴趣的实验室的地理分布主要是欧洲,但也有来自美国、印度、中国和拉丁美洲国家的重要参与。研究包括队列/前瞻性研究、横断面研究和干预研究、各种疾病的病例对照研究、职业和环境外源性药物暴露调查、营养研究、年龄相关影响和性别差异检查等。这些实验室可以提供的个别受试者数据集的总数约为 19 000 个。随后,在 ComNet 的基础上,欧洲科学技术合作组织(European Cooperation in Science and Technology, COST)资助了一个名为“hCOMET”的COST 行动项目(https://www.comnetproject.org),其主要目的是收集各种人群研究的结果,创建一个与人类健康和疾病相关的彗星试验数据的统一数据库,加强积极参与收集人群 DNA 损伤(和 DNA 修复)彗星试验数据的研究人员网络的整合。从大量数据的汇总分析中提取出最大数量的有科学价值的信息,建立基线损伤水平(链断裂和氧化碱)以供将来参考,并确定 DNA 损伤和修复的彗星试验测量值与性别、年龄、吸烟状况、营养和生活方式等因素之间的联系。

Neri 等(2015)进行了文献计量学研究,以评价这一领域的时间和地理趋势、研究质量和科学生产的主要兴趣领域,制订了 PubMed 检索策略,检索了1990~2013 年的 7 674 条引文。值得注意的是,2000 年正式引入的 MeSH(医学主题标题)术语“comet assay”,在检索到的论文中只有 2/3 被索引者使用。关于彗星试验的文章在五大洲的 78 个国家均有发表。欧盟的产出最多,共发表具有影响因子(impact factor, IF)的文章 2 900 篇文章(42.0%),总计近10 000 个 IF 点,其次是美国。21 世纪,工业化程度最高的地区(美国、德国、英国、意大利)对该方法的研究达到了平稳期或缓慢下降,而新兴国家对该方法的使用却迅速增加,在过去 10 年里,中国、印度和巴西的使用增加了 5~7 倍。

使用彗星试验的论文中最常用的网格术语涉及广泛的兴趣领域，如 DNA 损伤和修复、细胞生存和凋亡、癌症和氧化应激、职业和环境健康。与人、啮齿动物和细胞培养相关的关键词也经常使用。研究彗星的论文最多的期刊是《突变研究》（*Mutation Research*），其次是《诱变》（*Mutagenesis*）。大多数使用彗星试验作为生物标志物的论文发表在遗传学和毒理学期刊上，到 2020 年底，以“comet assay”作为搜索词，PubMed 已经有超过 12 247 个条目。

自 1995 年以来，已经举行了一系列定期（每 2 年 1 次）国际彗星试验研讨会（International Comet Assay Workshop）（Koppen，2017）。最近一次国际彗星试验研讨会于 2019 年 6 月在俄罗斯举行。

1.3 彗星试验的主要类型

1.3.1 基本类型

（1）碱性彗星试验：Ostling 和 Johanson（1984）的试验方法并没有被广泛采用。几年后，两个研究组独立地提出了包括在高 pH 下处理的方法，Singh 等（1988）在 pH 为 10 的情况下用 2.5 mol/L 的 NaCl、Triton－100 和十二烷基肌氨酸钠溶解细胞 1 h，然后用碱（0.3 mol/L NaOH）处理，在高 pH（>13）的情况下电泳。Olive 等（1997）在电泳前用弱碱（0.03 mol/L NaOH）溶解细胞 1 h。于是，彗星试验被看作是和碱性解旋、碱性洗脱、碱性蔗糖沉降同类，为了把 DNA 断裂暴露出来，都必须用碱性变性来把 DNA 双链同 DNA 断链区分开来。用碱是为了使彗星尾巴更显著，在不影响其灵敏度的情况下提高检测的分辨率。Ostling 和 Johanson（1984）利用这种方法，检测了 1～3 Gy 的电离辐射的效应，Singh 等（1988）报告在 0.25～3 Gy 时彗星尾长增加。本书第 2 章将做详细介绍。

（2）中性彗星试验：在发现上述方法后，用中性方法检测低水平 DNA 断裂能力的另外一种方法被提出（Collins 等，1997）。在一段时间的碱性处理后，恢复条件至中性后再电泳。这一改变降低了其敏感性，扩宽了其应用范围，但仍用于检测 DNA 单链断裂（Angelis 等，1999），为了能排除单链断裂的干扰，方便地检测双链断裂，Olive 等（1991）提出了一种完全不同的中性彗星试验。他们的方法采用了在 50℃ 的琼脂糖中长时间处理溶解细胞，这种情况下核基质可能被破坏，从而真正地观察 DNA 双链断片（或这些断片的游离末端）。

（3）损伤特异性酶类的使用：检测 DNA 断链只能给出有限的信息。一些损伤剂可直接引起 DNA 断裂，但它们通常会很快重新连接起来。事实上，它们可能只是脱嘌呤/脱嘧啶位点（即 AP 位点或无碱基糖），其因在碱性条件下不稳定而看似断片。它们也可能是细胞内修复的中间产物。因为核苷酸和碱基切除修复过程都是切掉损伤并用正确的碱基予以替换。为了在提高灵敏度的同时提高特异度，可用可产生特定损伤或断裂的酶来消化类核的额外步骤（Muruzabal 等，2021）。因此，核酸内切酶Ⅲ（endonucleases Ⅲ，EndoⅢ）用于检测氧化的嘧啶（Collins 等，1993），甲酰胺基嘧啶 DNA 糖基化酶用于检测主要的嘌呤氧化产物 8－羟基鸟嘌呤和其他改变了的嘌呤（Dusinská 等，1996）。T4 endo Ⅴ用于识别紫外线诱导的环丁烷嘧啶二聚体（Collins 等，1997），3－甲基腺嘌呤－DNA 糖基化酶Ⅱ（AlkA）在 3－甲基腺嘌呤端切割 DNA（Collins 等，2001）。上述实例中，DNA 断裂频率增加则彗星尾部强度增加。在过氧化氢处理过或加有光敏剂的用可见光处理过的细胞中，用 EndoⅢ或甲酰胺基嘧啶 DNA 糖基化酶很容易检测出氧化碱基。这种氧化的碱基在正常人淋巴细胞中也有一定数量的发现。本书第 7 章将做详细介绍。

1.3.2 彗星试验改进形式

（1）溴脱氧尿苷标记检测复制 DNA：与 DNA 复制有关的 DNA 断裂也会导致彗星尾长增加，然而，用这种方法不可能辨别出 S 期和非 S 期细胞，可能是因为在某一时间参与复制的 DNA 数目极少，或因为复制器件用某种方法稳定复制叉，使这种断裂和正常的损伤断裂不同。如果在复制期间用溴脱氧尿苷来标记细胞，然后用抗溴脱氧尿苷抗体显色，可观察到带有标记的彗星尾，溴脱氧尿苷标记期间 DNA 复制的成熟导致标记物质重新进入头部（McGlynn 等，1999）。

（2）检测 DNA 修复的中间物：有的断裂可看作紫外线诱导损伤或大块加合物时核苷酸切除修复的中间物，此种断裂通常是短命的，至少在增殖细胞中是如此。把紫外线照射的细胞和 DNA 合成抑制剂羟基脲、阿糖胞苷或阿非迪霉素一起培养，将阻断断片的修复合成，引起剪切断裂的积累，这就提供了一个检测损伤的敏感方法（Gedik 等，1992）。在非分裂细胞如外周血淋巴细胞，剪切裂口在没有抑制剂时也能积累，因为其再连接的速率受三磷酸脱氧核苷供应不足的限制（Green 等，1994）。

（3）彗星荧光原位杂交（Comet-FISH）：彗星的出现反映出细胞内 DNA 损伤的总体情况。它对特殊染色体或染色体区域的定位及区分彗星内 DNA

或特殊基因的种类非常有用。荧光原位杂交(fluorescence *in situ* hybridization，FISH)通常用 cDNA 或寡聚核苷酸探针识别目的基因的序列而达到此目的，但要同包埋在正常杂交温度下溶解的琼脂糖中有彗星微细结构的 DNA 杂交，还存在技术困难。目前，这些问题已经解决，用它来识别特殊染色体的 DNA、端粒 DNA、着丝粒 DNA 和单拷贝基因已成为可能(Santos 等，1997；McKelvey-Martin 等，1998；Rapp 等，1999)。目前，用这种方法很少能出现有用的信息(尽管图像很漂亮)，但还是很有前途的。例如，它可以用于检测低剂量 DNA 损伤剂处理后特殊基因的修复速度。

(4) 彗星试验检测细胞凋亡：当几乎所有的 DNA 都在彗星尾部时，就会使彗星的头部变小，可以把其想象成一个环状彗星。出于某些原因，有人认为环状彗星代表凋亡细胞。当然，一些损伤相对严重的细胞将经过程序性细胞死亡是完全可能的，但不能被描述成凋亡，有两个理由：① 凋亡是不可逆的，但显示为环状彗星的受损细胞可修复它们的损伤，使环状消失。② 凋亡的特征是 DNA 断片变为核小体寡聚体大小，这些小片段 DNA 在溶解或电泳过程中肯定会消失；有时可能看见极少正常 DNA 荧光的彗星残影，可能代表凋亡细胞中的高分子量 DNA 残影。

Singh(2000)提出一个观察凋亡细胞的方法，和普通彗星试验一样，把细胞包埋入琼脂糖并溶解，然后并没有电泳，而用乙醇沉淀 DNA 来替代。已知的凋亡诱导剂处理过的细胞显示出粒状 DNA 的晕圈和模糊的外边界，如同扩散的小片段显示的一样。

(5) 彗星试验中的无嘌呤/无嘧啶位点(apurinic/apyrimidinic sites，AP Sites，即 AP 位点)：AP 位点在碱性环境中不稳定，但我们通常在碱性单细胞凝胶电泳中所用的 pH 和处理时间足以使它们一部分或全部断裂吗？试验表明，与采用 0.03 mol/L NaOH 相比，采用强碱(0.3 mol/L NaOH)能使更多的 AP 位点断裂，并可部分解释用较温和的碱性方法的灵敏度较低的问题，但 pH 不是唯一的变量，所以很难进行方法之间的直接比较。

用 AP 核酸内切酶来解释这个问题是可能的；在特殊的 pH 条件下，用已知能诱导 DNA 碱基丢失的试剂处理细胞后，用 AP 核酸内切酶消化类核能使断裂增加吗？然而，AP 核酸内切酶经常和去除特殊损伤碱基提供 AP 底物的葡糖基转移酶有关联，同时也存在着非特异性污染核酶活性的可能，所以给出一个明确的答案非常困难。用甲基甲磺酸盐处理蚕豆属 faba 根尖细胞的试验表明，有一些 AP 核酸内切酶敏感位点在强碱(0.3 mol/L NaOH)条件下并未断裂(Angelis 等，1999)。

1.4 彗星试验的应用

1.4.1 遗传毒性试验

彗星试验是一系列评定新药和其他化学物安全性的标准试验,广泛用于体外试验;组织和白细胞可以被分离为单细胞悬液,从而提供了试验材料。通常,我们用形式简单的彗星试验来检测 DNA 断裂,增高的敏感性及作用机制的附加信息由于用内切酶来测定特定类型的损害而增加。同样,也可在细胞培养系统评价遗传毒性,可单纯用这一系统或者与为化学物代谢为活性形式提供酶类的肝微粒体“S9”片段的结合来检测 DNA 断裂。另外,这也是对其化学保护作用的研究。例如,彗星试验特别适合植物化学物保护细胞免受遗传毒性刺激的研究。

1.4.2 生态学监测

合适的生物可以和彗星试验联合,作为有遗传毒物污染环境的生物传感器。这项工作还处于初级阶段,各种试验模型如细菌、真菌、细胞培养、节肢动物、鱼类、两栖动物、爬行动物和哺乳动物均有报告。鱼类显然是采用最多的一组,反映出其作为生物指标模型的受欢迎程度,以及人们对水生环境健康的主要关注。两栖动物是对环境变化最敏感的生物之一,主要是因为它们早期的水生发育阶段和高度渗透性的皮肤。此外,在陆生动物研究方法中,蚯蚓、植物或哺乳动物都是在实验室和自然环境中作为污染物、污染物和化学品复杂混合的遗传毒性评价试验模型的优良生物(de Lapuente 等,2015)。本书第 9 章将做详细介绍。

1.4.3 人类研究

分子流行病学是基于在流行病学研究中使用分子生物标志物来确定或量化疾病影响或风险的一门学说。应用于人类的分子流行病学具有直接相关的优势,不像动物或其他试验模型需要对人类进行外推。在流行病学研究中,生物标志物可与健康数据结合使用,以证明污染物的身体负担与其健康影响之间的联系,彗星试验完美地适合人类研究,因它不需要放射性标记或其他有害的操作,并可用易获得的细胞(如正常白细胞)来进行(Azqueta 等,2020)。本书第 8 章将进一步详细介绍。

本章参考文献

Albertini RJ, Anderson D, Douglas GR, et al., 2000. IPCS guidelines for the monitoring of genotoxic effects of carcinogens in humans. International programme on chemical safety. Mutat. Res., 463(2): 111-172.

Angelis KJ, Dusinská M, Collins AR, 1999. Single cell gel electrophoresis: detection of DNA damage at different levels of sensitivity. Electrophoresis, 20(10): 2133-2138.

Azqueta A, Ladeira C, Giovannelli L, et al., 2020. Application of the comet assay inhuman biomonitoring: an hCOMET perspective. Mutat. Res., 783: 108288.

Betti C, Davini T, Giannessi L, et al., 1994. Microgel electrophoresis assay (comet test) and SCE analysis in human lymphocytes from 100 normal subjects. Mut. Res., 307(1): 323-333.

Binková B, Lewtas J, Míšková I, et al., 1996. Biomarker studies in northern Bohemia. Environmental Health Perspectives, 104(3): 591-597.

Burlinson B, Tice RR, Speit G, et al., 2007. In vivo comet assay workgroup, part of the fourth international workgroup on genotoxicity testing. Fourth international workgroup on genotoxicity testing. Mutat. Res., 627(1): 31-35.

Collins A, Anderson D, Coskun E, et al., 2012. Launch of the ComNet (comet network) project on the comet assay in human population studies during the international comet assay workshop meeting in Kusadasi, Turkey (September 13-16, 2011). Mutagenesis, 27(4): 385-386.

Collins A, Cadet J, Epe B, et al., 1997. Problems in the measurement of 8-oxoguanine in human DNA. Report of a workshop, DNA oxidation, held in Aberdeen, UK, 19-21 January, 1997. Carcinogenesis, 18(9): 1833-1836.

Collins A, Dusinská M, Franklin M, et al., 1997. Comet assay in human biomonitoring studies: reliability, validation, and applications. Env. Mol. Mutagenesis, 30(2): 139-146.

Collins AR, 2011. The use of bacterial repair endonucleases in the comet assay. Methods Mol. Biol., 691: 137-147.

Collins AR, 2015. The comet assay: a heavenly method! Mutagenesis, 30(1): 1-4.

Collins AR, Dobson VL, Dusinská M, et al., 1997. The comet assay: what can it really tell us? Mut. Res., 375(2): 183-193.

Collins AR, Dusinská M, Horská A, 2001. Detection of alkylation damage in humanlymphocyte DNA with the comet assay. Acta Biochemica Polonica, 48(3): 611-614.

Collins AR, Dusinská M, Horváthová E, et al., 2001. Inter-individual differences in repair of DNA base oxidation, measured in vitro with the comet assay. Mutagenesis, 16(4): 297-301.

Collins AR, Duthie SJ, Dobson VL, 1993. Direct enzymic detection of endogenous oxidative base damage in human lymphocyte DNA. Carcinogenesis, 14(9): 1733-1735.

Collins AR, Mitchell DL, Zunino A, et al., 1997. UV-sensitive rodent mutant cell lines of complementation groups 6 and 8 differ phenotypically from their human counterparts. Env. Mol. Mutagenesis, 29(2): 152-160.

Collins AR, Raslová K, Somorovská M, et al., 1998. DNA damage in diabetes: correlation with a clinical marker. Free Radical Biol. Med., 25(3): 373-377.

Cook PR, Brazell IA, Jost E, 1976. Characterization of nuclear structures containing superhelical DNA. J. Cell Sci., 22(2): 303-324.

de Lapuente J, Lourenço J, Mendo SA, et al., 2015. The comet assay and its applications in the field of ecotoxicology: a mature tool that continues to expand its perspectives. Frontiers in Genetics, 6: 180.

Dusinská M, Collins AR, 1996. Detection of oxidised purines and UV-induced photoproducts in DNA of single cells, by inclusion of lesion-specific enzymes in the comet assay. Alternatives to Laboratory Animals, 24(3): 405-411.

Duthie SJ, Ma A, Ross MA, et al., 1996. Antioxidant supplementation decreases oxidative DNA damage in human lymphocytes. Cancer Res., 56(6): 1291-1295.

European Standards Committee on Oxidative DNA Damage (ESCODD), 2002. Comparative analysis of baseline 8-oxo-7, 8-dihydroguanine in mammalian cell DNA, by different methods in different laboratories: an approach to consensus. Carcinogenesis, 23(12): 2129-2133.

European Standards Committee on Oxidative DNA Damage (ESCODD), 2003. Measurement of DNA oxidation in human cells by chromatographic and enzymic methods. Free Radic. Biol. Med., 34(8): 1089-1099.

Forchhammer L, Ersson C, Loft S, et al., 2012. Inter-laboratory variation in DNA damage using a standard comet assay protocol. Mutagenesis, 27(6): 665-672.

Gedik CM, Collins A, 2005. Establishing the background level of base oxidation in human lymphocyte DNA: results of an inter-laboratory validation study. FASEB J., 19(1): 82-84.

Gedik CM, Ewen SW, Collins AR, 1992. Single-cell gel electrophoresis applied to the analysis of UV-C damage and its repair in human cells. Int. J. Radiat. Biol., 62(3): 313-320.

Glei M, Schneider T, Schlörmann W, 2016. Comet assay: an essential tool in toxicological research. Arch. Toxicol., 90(10): 2315-2336.

Green MHL, Waugh APW, Lowe JE, et al., 1994. Effect of deoxyribonucleosides on the hypersensitivity of human peripheral blood lymphocytes to UV-B and UV-C irradiation. Mut. Res., 315(1): 25-32.

Gunasekarana V, Raj GV, Chand P, 2015. A comprehensive review on clinical applications of comet assay. J Clin. Diagn. Res., 9(3): 1-5.

Hartmann A, Agurell E, Beevers C, et al., 2003. Recommendations for conducting the *in vivo* alkaline comet assay. 4th international comet assay workshop. Mutagenesis, 18(1): 45-51.

Hartmann A, Plappert U, Raddatz K, et al., 1994. Does physical activity induce DNA damage? Mutagenesis, 9(3): 269-272.

Jenkinson AM, Collins AR, Duthie SJ, et al., 1999. The effect of increased intakes of polyunsaturated fatty acids and vitamin E on DNA damage in human lymphocytes. FASEB J., 13(15): 2138-2142.

Koppen G, Azqueta A, Pourrut B, et al., 2017. The next three decades of the comet assay: a report of the 11th international comet assay workshop. Mutagenesis, 32(3): 397-408.

Koppen G, Verschaeve L, 1996. The alkaline comet test on plant cells: a new genotoxicity test for DNA strand breaks in vicia faba root cells. Mutat. Res., 360(3): 193-200.

McGlynn AP, Wasson G, O'Connor J, et al., 1999. The bromodeoxyuridine comet assay: detection of maturation of recently replicated DNA in individual cells. Cancer Res., 59(23): 5912-5916.

McKelvey-Martin VJ, Green MH, Schmezer P, et al., 1993. The single cell gel electrophoresis assay (comet assay): a European review. Mutat. Res., 288(1): 47-63.

McKelvey-Martin VJ, Ho ETS, McKeown SR, et al., 1998. Emerging applications of the single cell gel electrophoresis (comet) assay. Ⅰ. management of invasive transitional cell human bladder carcinoma. Ⅱ. Fluorescent *in situ* hybridization comets for the identification of damaged and repaired DNA sequences in individual cells. Mutagenesis, 13(1): 1-8.

Mikkelsen L, Bialkowski K, Risom L, et al., 2009. Aging and defense against generation of 8-oxo-7, 8-dihydro-2′-deoxyguanosine in DNA. Free Radic. Biol. Med., 47(5): 608-615.

Muruzabal D, Collins A, Azqueta A, 2021. The enzyme-modified comet assay: past, present and future. Food Chem Toxicol., 147(3): 111865.

Møller P, Friis G, Christensen PH, et al., 2004. Intra-laboratory comet assay sample scoring exercise for determination of formamidopyrimidine DNA glycosylase sites in human mononuclear blood cell DNA. Free Radic. Res., 38(11): 1207-1214.

Møller P, Knudsen LE, Frentz G, et al., 1998. Seasonal variation of DNA damage and repair in patients with non-melanoma skin cancer and referents with and without psoriasis. Mutat. Res., 407(1): 25-34.

Møller P, Loft S, Ersson C, et al., 2014. On the search for an intelligible comet assay descriptor. Front. Genet., 5: 217.

Møller P, Möller L, Godschalk RW, et al., 2010. Assessment and reduction of comet assay variation in relation to DNA damage: studies from the European comet assay validation group. Mutagenesis, 25(2): 109-111.

Nakagawa Y, Wakuri S, Sakamoto K, et al., 1997. The photogenotoxicity of titanium dioxide particles. Mutat. Res., 394(1-3): 125-132.

Neri M, Milazzo D, Ugolini D, et al., 2015. Worldwide interest in the comet assay: a bibliometric study. Mutagenesis, 30(1): 155-163.

OECD, 2016. Test No. 489: In Vivo Mammalian Alkaline Comet Assay. Paris: OECD.

Olive PL, Banáth JP, 1993. Induction and rejoining of radiation-induced DNA single-strand breaks: "tail moment" as a function of position in the cell cycle. Mut. Res., 294(3): 275-283.

Olive PL, Banáth JP, 1997. Multicell spheroid response to drugs predicted with the comet assay. Cancer Res, 57(24): 5528-5533.

Olive PL, Banáth JP, Durand RE, 1990. Heterogeneity in radiation-induced DNA damage and repair in tumor and normal cells measured using the "comet" assay. Rad. Res., 122(1): 86-94.

Olive PL, Wlodek D, Banáth JP, 1991. DNA double-strand breaks measured in individual cells subjected to gel electrophoresis. Cancer Res., 51(17): 4671-4676.

Ostling O, Johanson KJ, 1984. Microelectrophoretic study of radiation-induced DNA damages in individual mammalian cells. Biochem. Biophys. Res. Commun., 123(1): 291-298.

Pfuhler S, Wolf HU, 1996. Detection of DNA-crosslinking agents with the alkaline comet assay. Environ. Mol. Mutagen., 27(3): 196-201.

Pool-Zobel BL, Bub A, Müller H, et al., 1997. Consumption of vegetables reduces genetic damage in humans: first results of a human intervention trial with carotenoid-rich foods. Carcinogenesis, 18(9): 1847-1850.

Pool-Zobel BL, Klein RG, Liegibel UM, et al., 1992. Systemic genotoxic effects of tobacco-related nitrosamines following oral and inhalational administration to spraguedawley rats. Clin. Investig., 70(3-4): 299-306.

Rapp A, Bock C, Dittmar H, et al., 1999. Comet-fish used to detect UV-A sensitive regions in the whole human genome and on chromosome 8. Neoplasma, 46(Suppl): 99-101.

Santos SJ, Singh NP, Natarajan AT, 1997. Fluorescence *in situ* hybridization with comets. Exper. Cell Res., 232(2): 407-411.

Sasaki YF, Sekihashi K, Izumiyama F, et al., 2000. The comet assay with multiple mouse organs: comparison of comet assay results and carcinogenicity with 208 chemicals selected from the IARC monographs and U. S. NTP Carcinogenicity Database. Crit. Rev. Toxicol., 30(6): 629-799.

Singh NP, 2000. A simple method for accurate estimation of apoptotic cells. Exper. Cell Res., 256(1): 328-337.

Singh NP, Danner DB, Tice RR, et al., 1990. DNA damage and repair with age in individual human lymphocytes. Mutat. Res., 237(3): 123-130.

Singh NP, McCoy MT, Tice RR, et al., 1988. A simple technique for quantitation of low levels of DNA damage in individual cells. Exp. Cell Res., 175(1): 184-191.

Smith CC, O'Donovan MR, Martin EA, 2006. hOGG1 recognizes oxidative damage using the comet assay with greater specificity than FPG or ENDOIII. Mutagenesis, 21(3): 185-190.

Somorovská M, Szabová E, Vodicka P, et al., 1999. Biomonitoring of genotoxic risk in workers in a rubber factory: comparison of the comet assay with cytogenetic methods and immunology. Mut. Res., 445(2): 181-192.

Speit G, Haupter S, Schütz P, et al., 1999. Comparative evaluation of the genotoxic properties of potassium bromate and potassium superoxide in V79 Chinese hamster cells. Mutat. Res., 439(2): 213-221.

Speit G, Kojima H, Burlinson B, et al., 2015. Critical issues with the in vivo comet assay: a report of the comet assay working group in the 6th International workshop on genotoxicity testing (IWGT). Mutat. Res. Genet. Toxicol. Environ. Mutagen., 783: 6-12.

Tice RR, Agurell E, Anderson D, et al., 2000. Single cell gel/comet assay: guidelines for in vitro and in vivo genetic toxicology testing. Environ. Mol. Mutagen., 35(3): 206-221.

Vodicka P, Bastlová T, Vodicková L, et al., 1995. Biomarkers of styrene exposure in lamination workers: levels of O6-guanine DNA adducts, DNA strand breaks and mutant frequencies in the hypoxanthine guanine phosphoribosyltransferase gene in T-lymphocytes. Carcinogenesis, 16(7): 1473-1481.

第2章
彗星试验：体内和体外试验操作方法

2.1 引 言

高速发展的工业化造成了环境中已经存在的毒物的额外负担。工业废水、汽车废气和新的化学物质每天都涌入生产和生活环境中，这不但对人类，而且对整个生态环境产生了不利的影响。其中某些化学物质会与人类基因组DNA相互作用，以突变的形式引起损伤，从而导致癌变。因此，风险评估和危害识别对人类健康和环境健康的管理已成为当务之急。

单细胞凝胶电泳或彗星试验是一种通用、简便、灵敏、快速的用于早期检测初级DNA损伤的工具。自从Ostling和Johanson(1984)建立，并由Singh等(1988)进行了碱性版本改进以来，它已经成为一个流行的测试方法，在体外、体内及人类生物监测研究中得到了广泛的应用，因为它需要少量的样本，并且可以在任何增殖或不增殖的细胞群中进行。经过鉴定和验证的彗星试验有助于危险的识别和风险的评估(Dusinska等，2008；Brendler-Schwaab等，2005)。该方法已被应用于检测DNA单链和双链断裂、碱基不稳定位点、氧化性DNA损伤、DNA交联、DNA加合物、凋亡和坏死。该试验成分的变化使其可用于细菌、动物不同器官的细胞等。国际遗传毒理学工作组(International Workgroup on Genetic Toxicology，IWGT)建议对彗星试验进行评估，以便纳入体外试验组合，因为它不依赖增殖细胞，而且还提供广泛的DNA损伤的信息(Pfuhler等，2011)。测定的关键在于获取存活的测试细胞，这样在解释观察到的DNA损伤量时就不会有歧义。

双链DNA在细胞核中围绕着组蛋白，这有助于形成超螺旋和组装。DNA与遗传毒物的相互作用可能导致DNA链断裂。彗星试验的原理是，链断裂会减小大型双链DNA分子的尺寸，在高pH条件下，电泳过程中松弛的链会被拉出。在分析的裂解步骤中的高盐浓度(pH = 10)可去除细胞膜、组蛋白、细胞质和核质，并破坏核小体，留下由负超螺旋DNA组成的类核，在DNA中出现的断裂导致了超螺旋的局部弛缓，然后 DNA 环释放（Collins 等，2008）。解旋阶段的高 pH（≥13）有利于 DNA 的变性（通过破坏双链 DNA 之间的氢键）和碱基不稳定位点表达为明显的断裂。在电泳过程中，受损的 DNA 被拉向阳极，形成独特的彗星，头部（完整的 DNA）和尾部（受损的 DNA）在荧光染色后可在显微镜下观察到。

方法概述：从各种研究来源（体外培养、活体动物体内、人体）获得的少量活细胞混悬于低熔点琼脂糖（low melting-temperature agarose，LMPA）凝胶中，然后将其铺在预先涂覆正常熔点琼脂糖的显微镜载玻片上。再然后，将细胞层夹在另一薄层琼脂糖中以防止流失，制作流程详见下文 2.4.3（图 2.1）。

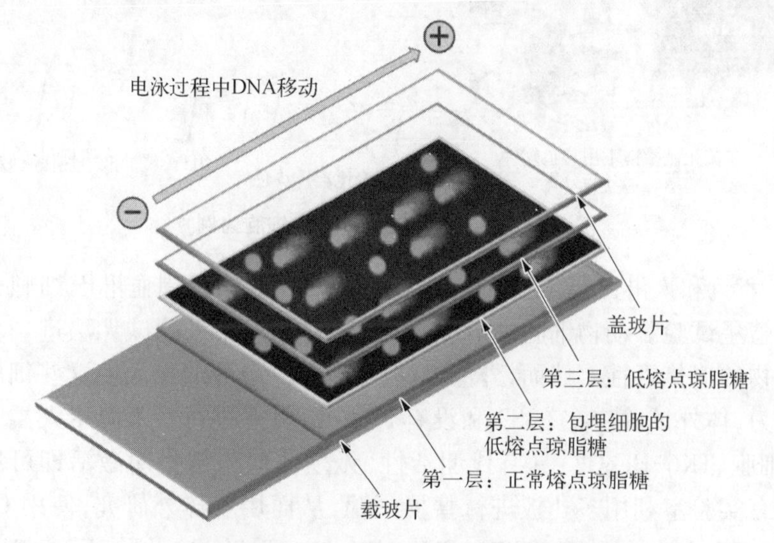

图 2.1　彗星试验三层夹心琼脂糖凝胶的组成

这些细胞经过碱性裂解得到类核，然后进行碱性电泳。电泳后，中和步骤让一些 DNA 复性，并用荧光染料（如溴化乙锭）对 DNA 染色。DNA 损伤程度较高的细胞染色体 DNA 从细胞核向阳极的迁移增加，在荧光显微镜下观察，其形状类似彗星，因此得名“彗星试验”。DNA 迁移的数量表明了细胞中 DNA 损伤的数量（图 2.2）。

2.1.1　体外彗星试验

彗星试验已经在动物和人类的各种细胞系中进行，并用于了解化学物质和化合物的遗传毒性。最常用的贴壁细胞系是中国仓鼠卵巢/肺细胞（CHO/CHL，V79）和人乳腺癌细胞系（MCF7）。另外，悬浮细胞系包括小鼠淋巴瘤细

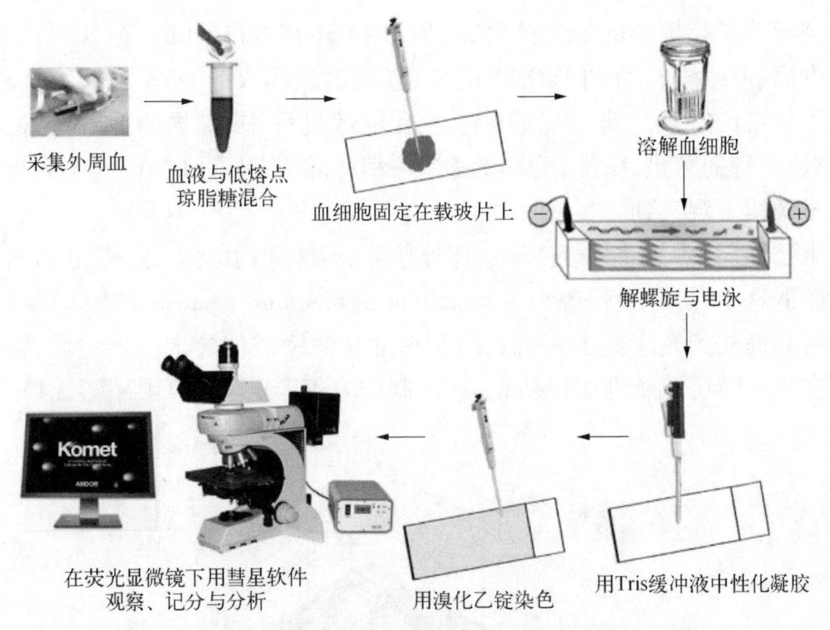

图 2.2 彗星试验流程图(以血细胞为例)

胞(L5178Y)和人淋巴母细胞(TK6)。体外培养的人外周血淋巴细胞也被广泛用于彗星试验。动物细胞的 p53 功能受损,可以用来测试无法进一步代谢的化合物的遗传毒性。然而,外部代谢激活(S9)组分的加入使这些细胞具有代谢能力,体外试验应在有 S9 和没有 S9 的情况下进行。来源于人类的细胞(淋巴细胞、TK6、HepG2)具有代谢活性,无须任何外部代谢激活即可用于检测。已有实验室利用多孔板进行彗星试验,从而用于体外研究,使用 CHO 细胞研究农药(Bajpayee 等,2006)和苯(Pandey 等,2009)及除草剂(Patel 等,2007)的各种代谢物的遗传毒性。采用多孔板法的彗星试验方法仅使用少量的测试物质,从而节省处理费用,并可进行自动化的高通量筛选(Kiskinis 等,2002;Stang 等,2010)。利用人外周血淋巴细胞在彗星试验中揭示了体外对农药(Bajpayee 等,2006)、苯及其代谢物(Pandey 等,2008)和城市污泥(Bakare 等,2007)渗滤液的 DNA 损伤作用。最近,氧化锌和钛等纳米材料的遗传毒性也在 HepG2(Sharma 等,2011,2012;Shukla 等,2013)和人表皮细胞(Sharma 等,2009,2011;Shukla 等,2011)中进行了测试。

2.1.2 体内彗星试验

在活体内进行的彗星试验已被用作当前体内监管试验策略的一部分,并被推荐作为体外阳性结果的后续追踪试验(COM,2020;FDA,2012)。国际遗传毒性试验工作组考虑在重复剂量试验中将彗星试验（特别是肝彗星）和微核试验纳入标准毒性试验，从而为独立检测提供一种替代方法（Rothfuss 等，2011）。该试验可以在任何组织的细胞中进行，因此它成为一种有价值的工具，用于评估化合物在特定器官和接触部位的遗传毒性。由于国际工作组（Tice 等，2000；Hartmann 等，2003；Burlinson 等，2007；Vasquez，2012）的工作，各种密集的指南和建议可用于该分析，OECD 的指南也正在制定中。

Sasaki 等（2000）首次采用彗星试验检测 208 种化合物的小鼠多器官遗传毒性。另外，有研究发现，农药（Patel 等，2006）、城市污泥（Bakare 等，2012）、蓟罂粟油（Ansari 等，2005；Das 等，2005；Ansari 等，2006）和纳米材料（Sharma 等，2012）在小鼠的血液、骨髓和不同器官中造成 DNA 损伤。

本章拟以 CHO 细胞为代表进行体外彗星试验的方案，以及在小鼠不同器官细胞上进行的体内彗星试验的方案。它们也适用于大多数其他细胞和动物。

2.2　材　　料

除另有说明外，在去离子水中准备所有的溶液。所使用的化学试剂应为分析试剂级。

2.2.1　用于体外彗星试验的细胞培养成分

（1）不完全 Ham's F12 培养基（IF12）：将 Dulbecco's Ham's F12 营养混合物（1 L 装）溶解于 900 mL 的热压处理过的水中，加入 10 mL 抗生素/抗霉菌溶液和 300 mg 谷氨酰胺。加入 2 g $NaHCO_3$，用 1 mol/L HCl 调 pH 至 7.4。配制至 1 000 mL，用 0.22 μm 滤器过滤消毒溶液，并储存于 4℃条件下①。

（2）胎牛血清（FBS）：备用溶液②。

（3）完全 Ham's F12 培养基（CF12）：在 IF12 中加入 10%的胎牛血清，用 0.22 μm 注射器过滤器进行消毒，并储存于 4℃①。

---

① 培养基应在层流罩中制备，使用热压处理过的针筒过滤器或无菌自动过滤组件，并在 CO_2 培养箱中保持 37℃，以排除任何污染的可能。在污染的情况下，细菌或酵母菌生长可出现白色粉末状物质沉积在瓶底，培养基可能变成半透明。高压灭菌后，应考虑丢弃此类培养基。为了防止整个培养基因污染而丢失，将不完全的培养基储存在两个 500 mL 的瓶子里，而不是储存在一个 1 L 的瓶子里。每次只制作少量的完全培养基。

② 胎牛血清应保存在-20℃条件下直到使用。把瓶子放在 37℃的水浴中解冻血清。若需要热灭活，则在 56℃的水浴中加热瓶子的内容物 30 min。应注意只有当内容物达到要求的温度时，才开始培养。将无菌胎牛血清放入 50 mL 试管中，再分装至 10 mL 试管中一次性使用，避免血清反复冷冻和解冻。

(4) 胰蛋白酶-乙二胺四乙酸(EDTA)溶液：0.25%的溶液。备用溶液解冻后放入15 mL试管中，20℃保存。这样做是为了避免反复冷冻和解冻，以保持胰蛋白酶的酶活性。工作浓度：0.005%胰酶胎牛血清，每次使用前新鲜配制。

(5) 锥虫蓝染料：0.4%备用溶液。

(6) 层流罩。

(7) CO_2培养箱。

(8) 血清吸液器和电动吸引器/移液器。

(9) 组织培养瓶($25\ cm^2$)。

(10) 96孔板。

2.2.2 体内彗星试验成分

(1) 抗凝剂：1 000 U/mL 肝素钠。用10 μL肝素包覆在可收集50～100 μL血液的微量离心管管壁。

(2) Hank's平衡盐溶液(HBSS)：添加和混合1 L装(10.4 g)的Dulbecco's HBSS内容物到990 mL水的锥形瓶中，用0.1 mol/L HCl调节pH 7.4，并将体积调到1 000 mL。使用0.22 μm的针筒过滤器过滤消毒并储存在4℃条件下。

(3) 磷酸盐缓冲液(PBS；无Ca^{2+}、Mg^{2+})：将1 L装(10 g)的Dulbecco's PBS内容物添加到990 mL水中混合溶解，用0.1 mol/L HCl将pH调至7.4，并将体积调至1 000 mL①。

(4) 剪切溶液：HBSS，20 mmol/L EDTA，10%二甲基亚砜(DMSO)，新鲜制备，使用前冷冻(4℃)保存。

(5) 淋巴细胞分离液：如用于从全血中分离淋巴细胞的Histopaque-1077/Lymphoprep/Ficoll可作为备用溶液，储存在4～8℃条件下。

(6) 5,6-羧基荧光素染料：备用溶液。

(7) 解剖器械：精细剪刀、镊子、手术刀。

(8) 培养皿、50 mL带螺旋盖的试管。

(9) 带有21号针头的1 mL注射器。

---

① 室温保存PBS溶液。为防止整个溶液的污染，建议分成等份储存。如果没有现成的PBS，可以用钠和钾盐来配制：80 g NaCl、11.5 g无水磷酸氢二钠(Na_2HPO_4)或29 g磷酸氢二钠七水合物($Na_2HPO_4 \cdot 7H_2O$)、2 g KCl和2 g的磷酸二氢钾(KH_2PO_4)。将所有盐类溶解在900 mL dH_2O中配制成10×储备液，用0.1 mol/L HCl调整溶液pH至7.4。将该溶液的体积调整到1 000 mL后，分装为50 mL一份、可以进行蒸气高压消毒的等份溶液。向90 mL去离子水中加入10 mL10×储备液，得到1×的应用液用于测定。

(10) 冰桶。

(11) RPMI-培养基：将 10.4 g(1 L 装)的 RPMI-1640 培养基和 300 mg 的谷氨酰胺混合溶解在 990 mL 的高压处理过的水中。加入 10 mL 抗菌/抗霉菌溶液和 2 g 碳酸氢钠，将 pH 调至 7.2，并将体积调至 1 L，使用 0.22 μm 的针筒过滤器过滤消毒，并储存在 4℃条件下。

2.2.3　彗星试验材料

(1) 正常熔点琼脂糖(NMA)：1%正常熔点琼脂糖。在 90 mL 水中加入 1 g 正常熔点琼脂糖。加热时偶尔摇动，使之沸腾以溶解琼脂糖。最后加适量水至 100 mL①。每次使用都要保鲜。在制作基底玻片之前，先在干水浴中将温度稳定在 60℃。

(2) 低熔点琼脂糖(LMPA)：1%~0.5%低熔点琼脂糖。当低熔点琼脂糖为 1%时，在 50 mL 的 PBS 中加入 500 mg 低熔点琼脂糖。在微波炉(低功率)内短时间加热至沸腾，偶尔摇动以溶解琼脂糖，注意避免剧烈沸腾②。取适量低熔点琼脂糖，保持在 4℃条件下 1 周。取 0.5%低熔点琼脂糖时，用等体积的 PBS 稀释 1%低熔点琼脂糖(制作载玻片前准备)。

(3) 裂解液：2.5 mol/L NaCl，100 mmol/L 乙二胺四乙酸二钠(EDTA 二钠盐)，10 mmol/L 三羟甲基氨基甲烷(Tris 碱)。称取 146.1 g NaCl、37.2 g EDTA、1.2 g Trizma，加入大约 700 mL 的 dH_2O 中，开始搅拌。加入 8 g NaOH，让混合物溶解。用 HCl 或 NaOH 将 pH 调至 10。加水定量至 890 mL③。将溶液储存在室温下。

(4) 终裂解液：裂解液，pH 10，1% TritonX-100，10% DMSO。在使用前，在 4℃条件下混合并冷藏至少 30 min④。

(5) 电泳缓冲液：300 mmol/L NaOH，1 mmol/L EDTA 水溶液。准备

---

① 注意要完全溶解正常熔点琼脂糖，不应该使溶液过热或让溶液沸腾，因为这会引起溶液浓度的变化。这可能会影响底层琼脂糖的形成。

② 注意要完全溶解低熔点琼脂糖，不应使溶液过热或让溶液沸腾，因为这会引起浓度的变化，这将反过来影响 DNA 的运动，从而影响结果。可分别配制 1%、0.5%低熔点琼脂糖或用等体积的 PBS 稀释 1%低熔点琼脂糖。每份取 5~10 mL 装在带塞子的玻璃瓶中，并在 4~8℃的温度下冷藏。使用时，取一份放在室温条件下，然后在加热垫/水浴/微波上熔化。试验结束后，不要储存剩余低熔点琼脂糖，因为这会使再加热时琼脂糖的浓度发生变化。

③ 体积保持在 890 mL，因为 DMSO 和 TritonX-100 将构成 1 L 的最终工作溶液，如果不加入 DMSO，则用裂解液补足该体积。

④ 在裂解液中加入 DMSO 的目的是清除血液或动物组织使用时血红蛋白释放的铁所产生的自由基。其他情况，如使用细胞系时，或者只在短时间内放置载玻片时则不需要加 DMSO。每个玻片染色缸需要约 40 mL 的终裂解液；从而可计算出试验所需的染色缸数，并据此配制出适量的裂解液。

10 mol/L NaOH 的原液(200 g NaOH 溶解在 500 mL 蒸馏水中)①和 200 mmol/L EDTA(14.89 g EDTA 溶解在 200 mL 水中)将 pH 调整到 10②。使用时,从原液中配制 1 个工作缓冲液：300 mmol/L NaOH、1 mmol/L EDTA。加入 30 mL 10 mol/L NaOH 和 5 mL 200 mmol/L EDTA 原液,混合均匀,用冷水调至 1 L③。

(6) 中和缓冲液：0.4 mol/L Tris 碱,pH 7.5。称取 48.5 g Tris 碱,加入 800 mL 水中,不断搅拌,用浓缩 10 mol/L HCl 调整 pH 至 7.5④,用水定量至 1 L,室温保存。使用前冷藏 30 min⑤。

(7) 染色溶液：2 μg/mL 溴化乙锭(EtBr)。准备 10×储备液(20 μg/mL)。在 50 mL 水中溶解 10 mg 溴化乙锭;室温下保存。使用时制备为 1×的应用液——将 1 mL 储备液和 9 mL 水混合⑥。

(8) 末端磨砂显微镜载玻片(24 mm×72 mm)、盖玻片(24 mm×60 mm)、载玻片盒、载玻片托盘、干浴、科普林瓶、电泳槽、移液管、冰袋。

2.3 方　法

2.3.1 细胞培养及获取用于体外彗星试验的细胞

本文描述获取 CHO 细胞的方法⑦。

(1) 所有步骤应于无菌条件下在层流罩中进行。

---

① 在制作 10 mol/L NaOH 溶液时要小心。这是一个外热反应,玻璃瓶趋向于变热。将溶液放入瓶中,在瓶中加入碎冰。取 400 mL 水,每次加入数粒 NaOH,待溶解后再继续。待所有的 NaOH 溶解到 500 mL 后,将溶液在室温下保存。

② EDTA 在水中的溶解度很差,只有 pH 8 时才溶解。因此,在溶解 EDTA 的同时,在溶液中加入 2 g 左右的 NaOH。待溶解后,用 1 mol/L NaOH 调整 pH 至 10。

③ 在每次电泳前制作 1×工作缓冲液。缓冲液的总体积取决于凝胶盒的容量。使用前,确保缓冲液的 pH>13。

④ 先用 10 mol/L 浓 HCl 调整 pH,缩小起始 pH 与要求的 pH 之间的差距,再用浓度较低的 1 mol/L 或 0.1 mol/L 的 HCl 来避免 pH 突然降至要求 pH 以下。

⑤ 中和溶液应冷却以保持琼脂糖的完整性。

⑥ 应用溴化乙锭时应采取充分的预防措施,谨慎处理,因为它已被证明是致癌物。在准备和使用溴化乙锭时一定要戴手套。应遵循适当的处置要求。

⑦ CHO 细胞是贴壁细胞系。对于贴壁细胞,如 CHL 细胞(或 V79)、HepG2 细胞和其他上皮细胞系,可遵循本方案中给出的步骤,不同的细胞使用不同的培养基。使用细胞类型和细胞系应该依研究目的而调整。所使用的胰蛋白酶浓度可能因所使用的细胞系而异;但是,应注意尽量使用低浓度胰蛋白酶以便不引起毒性。非贴壁细胞或悬浮细胞,如人淋巴母细胞株 JM1 或小鼠淋巴瘤细胞 L5178Y,以及原代细胞如分离的淋巴细胞也可使用。这些细胞中无须胰蛋白酶化的步骤。细胞被离心沉降为细胞团。然后,将培养基/测试验材料吸出,细胞团在 PBS 中重混悬,以便进行后续步骤。

（2）将细胞解冻并在5 mL CF12中培养，温度为37℃，含5% CO_2，直到在培养瓶中获得单层细胞①。

（3）指数增长的细胞混合70%～80%即可用于试验②。

（4）将用过的CF12从培养基中取出。用IF12洗涤细胞。加入1.5 mL 0.25%胰蛋白酶使细胞从培养瓶表面分离③。

（5）向培养瓶中加入2 mL新鲜的CF12。冲洗好形成均匀悬浮细胞和转移到圆底离心管。

（6）250×*g* 离心10 min。

（7）丢弃上清液，在CF12中重悬以达到$1×10^6$个细胞/mL。在96孔板的每孔中加入100 μL的悬浮液（以容纳10 000个细胞）。对于每一个浓度，都要放置双份。将平板放在含5% CO_2和37℃的加湿培养箱中20～24 h④。

（8）第2天，用IF12准备不同浓度的试验混合物⑤。如果该化合物可溶

---

① 从授权的细胞培养中心获得单层细胞，然后在含10% DMSO（冷冻介质）的胎牛血清中冷冻，并在80℃或液氮下长期保存。应小心使冻僵的小瓶（在80℃）迅速解冻。将小瓶放置在37℃的水中，立即将内容物转移到装有5 mL CF12的圆底管中，并250×*g* 离心。将微球重悬于5 mL CF12中，转移到25 cm^2的组织培养液中。培养液保持在37℃和5% CO_2条件下。在70%的混合条件下，用0.25%胰蛋白酶去除细胞，并接种到含5 mL CF12的新鲜液体培养基中；这被称为“继代培养或传代”。细胞从培养开始至少传代两次后用于试验。另外，一组试验应该在相同传代数的细胞上进行。

② 70%～80%的汇合保证细胞是健康的，而100%的汇合将会使细胞面临营养压力。

③ 应避免细胞过度胰蛋白酶化。加入胰蛋白酶，旋转培养瓶使其覆盖细胞表面，然后吸出多余的胰蛋白酶。在37℃条件下孵育2～5 min。在显微镜下观察细胞。当细胞全部变圆后，加入CF12阻止胰蛋白酶反应，冲洗细胞，把它们从培养瓶中分离出来。培养基中的胎牛血清作为胰蛋白酶的抑制剂。

④ 96孔板允许使用少量的测试物质，同时节省了处理费用。24孔板甚至48孔板也可以使用。试验用的培养基和胰蛋白酶的体积将随之改变。

⑤ 以下是使用彗星试验进行体外试验的建议：

a. 测试物质：应为每次试验新鲜准备的。固体测试物质应溶解在适当的、稳定的、不与测试物质或介质发生反应的溶剂中，如DMSO，并用培养基/PBS稀释。如果可能的话，最好使用水性溶剂。液体物质应直接加入或在试验介质中稀释。

b. 暴露：细胞（单层或悬浮液）应在S9存在或不存在的情况下，用不同浓度的试验材料处理3～6 h。所测的最高浓度不应诱导细胞毒性，每次试验都应评估细胞毒性。目前，还没有确定单一的细胞毒性测定方法，但应合理选择以细胞毒性为基础的剂量和测定结果。

c. 在彗星试验中，每个浓度的双份培养应与阴性和阳性对照一起分析。至少要测试3种可分析的浓度。对于非细胞毒性化合物，最高检测浓度应为5 μL/mL、5 mg/mL或0.01 mol/L，以最低者为准。对于不溶性化合物，如果在最低不溶性浓度下无毒性，那么在接触结束时，最高剂量应是在培养基中溶解度限值以上的浓度。但是，如果在高于最低不溶性浓度的情况下观察到毒性，那么可以测试多个具有沉淀的浓度。沉淀不应干扰试验的完成。

d. 代谢活化：外源的代谢活化缺失和存在都应该包括在研究中。经诱导酶的化学物如Arochlor1254或苯巴比妥和β-萘黄酮的混合物处理的雄性大鼠的肝脏匀浆制备的线粒体后组分（S9；在9000×*g* 离心后得到）被使用。S9与辅助因子（如磷酸钠缓冲液、NADP、葡萄糖-6-磷酸和$MgCl_2$）混合，并在最终测试培养基浓度的1%～10%（v/v）使用。在每孔中加入10 μL的S9混合物和90 μL用IF12制备的测试浓度的受试物用于测定。

e. 对照：无论有无代谢激活，阴性和阳性对照都应纳入研究。阴性对照用溶剂处理介质。不需要代谢激活的阳性对照：甲基磺酸甲酯（MMS）、乙基甲磺酸乙酯和乙基亚硝基脲。需要代谢激活的（转下页）

于水，则直接使用该介质来确定测试浓度，或将该化合物溶解在适当的载体（如DMSO）中，然后溶解在IF12中。以IF12作为对照。阳性对照组，如2 mmol/L乙基甲磺酸乙酯（EMS），应始终包括在内。

（9）从培养箱中取出平板，抽吸培养基。用100 μL IF12洗涤细胞2次①。然后在100 L IF12介质中加入不同浓度的测试子物到重复井中。视试验情况，在37℃的孵育箱中孵育3~6 h。

（10）细胞与试验物质孵育后，从孔中吸取培养基。用100 μL PBS洗涤细胞。

（11）吸入PBS。每孔加0.005%胰蛋白酶50 μL。37℃孵育3~5 min。每孔加CF12 100 μL。用吸管冲洗2~3次，然后转移到离心管中②。

（12）500×g离心5 min。

（13）移除上清液。在50 μL PBS中重悬颗粒，取10 μL评估细胞存活率（见下文）和彗星试验（见2.4.3）。为每个样本准备一张载玻片。

（14）进行锥虫蓝染色排斥试验以评估细胞活力。从步骤13中加入10 μL锥虫蓝染料，与10 μL细胞悬液混合。静置5 min。用血细胞计数器计算死细胞（蓝色）和活细胞（亮色）的数量，以计算处理后的存活率和细胞数量③。

（15）上述试验一式3份进行，以得到结论性的结果。

2.3.2 获取动物多个器官细胞用于体内彗星试验

（1）根据彗星试验指南安排试验。

（接上页）阳性对照：苯并芘（BaP）和环磷酰胺。

f. 分析和结果：载玻片编号和评分应该使用双盲法（在不了解号码的情况下）。每次重复载玻片至少有25个细胞，每次培养至少有50个细胞必须被记分。以培养为研究单位，所有的培养反应都要进行统计分析。每个试验的结果应在独立试验中验证。为了确定一个阳性结果，在一个或多个浓度测试DNA损伤的浓度依赖性增加应该观察到。对于阳性反应，也应考虑相应的细胞毒性数据，以排除与遗传毒性无关的DNA损伤增加的可能性。在独立的试验中，一个可重复的结果是明确要求阳性或阴性的结果。阳性结果表明，该物质在该试验条件下诱导培养的哺乳动物细胞DNA损伤；阴性结果表明，该物质在该试验条件下不诱导培养的哺乳动物细胞DNA损伤。

① 加入测试浓度的受试物时，只抽吸相应孔的培养基/PBS。不要一次抽吸所有孔的培养基/PBS，这样会导致后一个孔的细胞干燥。

② 使用非常低浓度的胰蛋白酶（0.005%），因为高浓度会增加DNA损伤。在加入胰蛋白酶之前，要注意吸出几乎所有的培养基/PBS，因为胰蛋白酶已经被稀释过了。在显微镜下观察细胞。当细胞变圆后，冲洗2~3次，加入完全培养基停止胰蛋白酶的作用。不要等待所有的细胞进入溶液，否则它们会被胰蛋白酶过度消化。试着使用切掉末端200 μL的微针尖（具有较大的孔），同时使用和转移细胞，以保持细胞的完整性。

③ 也可采用下述方法，滴加10 μL细胞混悬液在玻璃载玻片上，放上盖玻片，计算100个细胞中死亡细胞（蓝色）和活细胞（亮色）的数量。死细胞的细胞膜受损，使细胞能够吸收染料而呈现蓝色，而细胞膜完整的活细胞在光学显微镜下闪闪发光。

（2）动物关怀和给药：可以用小白鼠或大鼠进行彗星试验，也可以用其他动物进行。根据研究的目的不同，两种性别动物都可以适当使用。遵守所在机构动物伦理委员会所制订的动物关怀政策。以小鼠为例，使用雄性 Swissalbino 小鼠（6～8 周龄，22±2 g），并使其在商用颗粒饲料和水中自由摄食。每个处理组使用 4～5 只动物，分笼饲养。在研究开始之前，让这些动物至少适应 5 d。通过适当的暴露途径，可在 24 h 内进行一次多重处理，建议设置多个剂量水平（如高、中、低不同剂量）进行评估。如果给予一次急性处理，可在 3～6 h 或 23～26 h 取样，如果给予多次处理，则在最后一次染毒后 3～6 h 取样。如果有历史数据，则可只用两只动物作为阴性对照和阳性对照。

（3）将测试物质溶解在对动物无毒的合适的载体/溶剂中。每次处理前配制新鲜的测试材料样品。每次试验必须包括阴性和阳性对照。暴露途径可以采用腹腔注射或经口。但是，如果有必要，也可以采用其他途径。给药的最大剂量应以动物的体重为基础，不应超过 20 mL/kg 体重。此外，在所有剂量下，液体的体积应相等。

（4）采血：首先，从尾静脉抽取 20～50 μL 血液，并收集到肝素化的微离心管中。

（5）动物通过颈椎脱位处死。将动物置于解剖台上，用乙醇擦拭腹部表面。

（6）收集器官：先将大脑解剖出来，然后迅速将其转移到冷 HBSS 溶液中，保存在置在冰中的 50 mL 试管中。然后，在尿道口前的腹侧用刀切开，沿腹正中线切开，显露脏器。立即将器官（如肝、肾、脾或其他需要的器官）放入 10 mL 冷 HBSS 中，保存在置在冰中的 50 mL 试管中①。

（7）解剖股骨，彻底清理去除骨头周围的组织。使用 21 号针头的注射器，将 1 mL 一份的胎牛血清冲洗骨髓，放入微离心管中②。

（8）淋巴细胞制备：使用 Histopaque－1077 从全血中分离淋巴细胞。取 20 μL 血液与 1 mL RPMI－1640 培养基混合。将混合物置于微离心管中 100 Histopaque－1077 上，500×g 离心 3 min。取含有淋巴细胞的培养基/Histopaque 的界面，加入 1 mL RPMI－1640 培养基中。500×g 离心 3 min，以沉淀淋巴细胞，用 100 μL PBS 再混悬沉淀物，用于彗星试验。

---

① HBSS 应保持低温，应保存在冰中，以防止任何进一步的损害。

② 清理股骨时要小心，因为它可能会断裂。切开股骨头/股骨转子及另一端。将注射器的 21 号针头固定在头部，用食指和拇指夹住，用胎牛血清冲洗股骨。如仍有骨髓，将相同的胎牛血清抽入注射器，重复上述步骤，直到股骨清晰为止。

（9）来自器官的单细胞混悬液的制备：将每个器官取0.2 g放入有盖培养皿中，加入1 mL新鲜配制的冷冻剪切液（剪切液中的DMSO可以防止脂质过氧化物化，并能螯合自由基防止额外的DNA损伤），用手术刀或剪刀剪切成碎片。让碎片沉淀，并将上清液转移到微离心管中。从装有单细胞的试管中间取出细胞进行试验，也可采用其他制备单细胞悬液的方法，如分离细胞核或用胰蛋白酶（Burlinson，2012）分离的细胞。

（10）使用血细胞计/细胞计数器计数细胞。彗星试验的2份载玻片大约需要20 000个细胞。取所需量的细胞悬液（骨髓标本5～10 μL，肝、肾、脾标本40～50 μL），与1 mL PBS混合，离心沉淀细胞。去除上清，加入110 μL的PBS，形成细胞悬液，进行细胞存活率测定（10 μL，步骤11）和彗星试验（100 μL，见2.4.3）。

（11）细胞毒性应与彗星数据一起报告，因为它会影响测定结果。用5，6－羧基荧光素检查不同器官细胞的细胞毒性，用锥虫蓝染色检查淋巴细胞或骨髓细胞的细胞毒性。将10 μL细胞混悬液置于微离心管中，加入10 μL羧基荧光素或锥虫蓝染料。混合后静置至少2 min。取10 μL混合液滴加到血细胞计数器/细胞计数器上，在荧光显微镜下计数细胞数量（或者滴加10 μL混合液到载玻片上，盖上盖玻片，在荧光显微镜下计数100个细胞）。记录活细胞数（绿色）和死细胞数（红色），计算活细胞的百分比。对于锥虫蓝的使用，请遵循2.4.1中的步骤14。

2.3.3 彗星试验

（1）试验前几天或前一天准备试验用的载玻片。

（2）用镊子夹住载玻片磨砂端，将其浸泡在无水乙醇中，然后将玻片放在蓝色的火焰上。酒精灯会燃烧掉油污和灰尘。清洗后的载玻片应分开存放，以备日后使用。使用预先清洗过的载玻片则省略这一步。

（3）在微波炉或热板上熔化1%正常熔点琼脂糖。随后将其转移到100 mL的烧杯中，并将其放入60℃的干/水浴中以冷却和稳定温度①。将玻片浸至磨砂区域的1/3，然后轻轻移开。擦去载玻片底面的琼脂糖，然后将载玻片放在托盘或平坦的表面上晾干。即为底座载玻片。载玻片可风干或在

① 正常熔点琼脂糖在60℃时处于熔融状态，在制作载玻片时保持这个温度是必要的。低于这个温度琼脂糖开始变得黏稠，结块，不易停留在载玻片上。

50℃条件下加热以加快干燥。室温保存，待需要时再取出；避免潮湿环境①。

（4）熔化 1%和 0.5%低熔点琼脂糖，并将其保持在 37℃干浴中。用铅笔/钻石标记笔在底座载玻片为样本编号。

（5）将混悬在 PBS 中的待测细胞悬浮液与 1%低熔点琼脂糖混合如下：① 在体外研究时，从 96 孔板的一个孔[从上文副标题 2.4.1 的步骤(13)]中取出 40 μL 经处理或未处理的 CHO 细胞+40 μL 1%低熔点琼脂糖。② 在体内研究时，取 100 μL 细胞混悬液[见上文副标题 2.4.2 的步骤(11)]+100 μL 1%低熔点琼脂糖②。

将 80 μL 混合液滴入每个已铺好正常熔点琼脂糖的载玻片上。在上面放置一个盖玻片(24 mm×60 mm)，将载玻片放在载玻片托盘上，置于冰袋上(约 5 min)，直到琼脂糖层变硬③。通常，载玻片都是一式两份；然而，现在建议从每个体内样本制备 3 张载玻片，以获得更好的统计效果②。

（6）轻轻滑取盖玻片，加 80 μL 0.5%低熔点琼脂糖到载玻片上形成第三层④。放回盖玻片，将载玻片放回载玻片托盘，放在冰袋上直到琼脂糖层变硬(约 5 min)。

（7）溶解：轻轻滑动，将盖玻片从凝胶上取下，慢慢地将载玻片放入含有新鲜冷冻溶解溶液的玻片染色缸中。避光并冷藏过夜或至少 2 h。这是试验中第一次暂停，载玻片可在冷溶解液中至少保存 1 周而不影响试验结果⑤。

（8）解旋：从溶解液中轻轻取出载玻片。将载玻片并排放置在水平凝胶盒中，尽可能将玻片滑动到一起。用新鲜的和冷的 1×电泳缓冲液填充缓冲池

---

① 放载玻片前，应自始至终在磨砂端用石墨铅笔标记，以避免有凝胶的一面与没有凝胶的一面混淆。不要使用永久标记笔做标记，因为在电泳过程中油墨会被洗掉。如果凝胶没有正确地粘在载玻片上，可能是由于载玻片不洁净、潮湿、在底层制备时未将正常熔点琼脂糖适当地浸入载玻片的磨砂端，或正常熔点琼脂糖浓度较低。用甲醇清洗载玻片，应避免潮湿的环境，在正常熔点琼脂糖中浸泡载玻片时要小心，和(或)将正常熔点琼脂糖的浓度提高到 1.5%，应该可以解决这个问题。

② 如果使用全血做载玻片，可以按照以下方法进行：① 将 ≤5 μL 的全血与 75 μL 低熔点琼脂糖(0.5%)混合，涂铺在一张底座载玻片上。② 取 20 μL 全血，用 80 μL PBS 稀释，加入 100 μL 低熔点琼脂糖(1%)，分别取 80 μL 涂铺于两个底座载玻片上。

可以将少量血液加入 1 mL RPMI 培养基中，并冷藏(冷藏或冰敷)一段时间直到处理完毕。然后必须将细胞离心，在向沉淀物中加入 75 μL 0.5%低熔点琼脂糖/5 μL 的血之前，小心地尽可能多地去除上清液。如果需要保存样品，可以在液氮中快速冷冻，并在 70℃条件下保存直到处理。快速冷冻不会影响 DNA 的完整性；然而，细胞存活率会受到影响。

③ 所示的数量是基于使用 1 号，24 mm×60 mm 的盖玻片。比例体积可用于尺寸不同的盖玻片。每孔一张载玻片用于体外试验，每孔 2 张载玻片用于体内试验。

④ 确保放置在冰袋上的载玻片托盘足够冷，以便凝胶凝固；否则，当滑动去盖时，凝胶可能会破裂。低熔点琼脂糖在第二层和第三层的浓度应一致，以防止 DNA 在两层的迁移不均匀。

⑤ 裂解液应该是冷的，以保持凝胶的完整性。载玻片的制备应在昏暗的黄光下进行，以防止进一步的 DNA 损伤。

(pH≥13)直到完全覆盖载玻片(避免琼脂糖上出现气泡)。载玻片在碱性缓冲液中放置20 min,以使DNA的解旋和呈现碱基不稳定损害呈现出来[①]。

(9) 电泳：接通电源至24 V(约0.74 V/cm),并通过提高或降低缓冲液水平调节电流至300 mA。根据研究目的和对照样品的迁移程度,在载玻片上进行电泳,电泳时间为10~40 min[②]。

(10) 中和：关闭电源。轻轻地沥干缓冲液,取出载玻片,并放在沥干托盘上。用中和缓冲液(pH = 7.4)逐滴滴加覆盖至载玻片上的,并保持至少5 min。吸干载玻片并重复上述步骤2次[③]。

(11) 染色：将载玻片用80 μL 1×溴化乙锭染色,静置5 min,然后将其浸在冷蒸馏水中去除多余的染色物。在上面放盖玻片,并在4℃条件保存在载玻片盒中,直到记分[④]。

(12) 载玻片也可以在染色前储存或在染色后存档,留待以后记分。这是试验中的第2次暂停。为此,按照中和步骤进行(上文的步骤10)。然后,沥干载玻片的中和缓冲液,短暂浸入水中,再在冷的100%乙醇或100%甲醇中浸泡20 min,进行脱水。取出载玻片并在空气中干燥。然后将玻片放入烤箱50℃ 30 min,确保玻片完全干燥。在干燥的地方将玻片储存在载玻片盒中。必要时,将载玻片在冷冻蒸馏水中浸泡30 min,用溴化乙锭进行染色(如步骤11所示),并用一个新鲜的盖玻片盖住凝胶。记分后,再次去除盖玻片,用100%的乙醇清洗以去除染料,让其干燥,存档。

2.3.4 DNA损伤图像分析和定量

在显微镜下观察前,用纸巾轻轻擦拭载玻片和盖玻片,吸干多余的水分。在荧光显微镜上用40×物镜最终达到放大400倍。在每一个彗星试验中,通常选择50个细胞进行3次重复评分。有3种不同的方法来量化所获得的结果。

(1) 用肉眼评估彗星级别：通常根据细胞尾部DNA的数量将细胞分为0~4五个级别(图2.3)。① 0级：<5%的DNA在尾部(彗星尾模糊的未受损细胞);② 1级：5%~20%的DNA在尾部(低级损伤);③ 2级：20%~40%的

---

① 暴露于碱的时间越长,碱不稳定损害的表现越大。

② 不同的凝胶盒需要不同的电压设置来校正阳极和阴极之间的距离。目标是获得在控制单元之间的迁移,而不让它过度迁移。最佳电泳时间因细胞类型而异。较低的电压、安培数和较长的电泳时间可以提高灵敏度。电泳时间、电流和电压是影响检测性能的变量。

③ 使用一个带橡胶球的玻璃移液管进行这一步;缓慢滴加缓冲液,因为缓冲液的流动可能会破坏凝胶。

④ 使用溴化乙锭时要采取充分的预防措施,因为它是一种已知的致癌物。在将玻片放入玻片盒之前先铺上一层纸巾,以确保多余的水分被吸收,并使玻片保持湿润直到观察记分。

DNA 在尾部（中等损伤害）；④ 3 级：40%～95% DNA 的在尾部（高级别损伤害）；4 级：>95%的 DNA 在尾部（完全损伤）。对于 50 个已得分的细胞，总分数（50 个细胞的分数总和）将为 0～200 的任意单位。

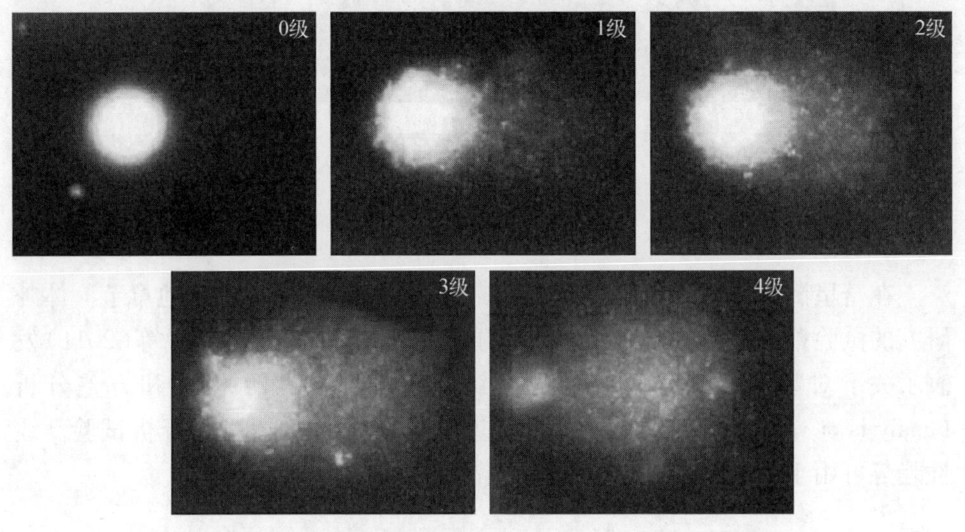

图 2.3　荧光显微镜下肉眼观察分级的彗星图像（0～4 级）

（2）半自动化的图像分析：细胞由计分员手动选择。电荷耦合器件相机捕捉选定的彗星，商业软件量化信号强度和彗星直径。用（半）自动系统检测到的最常见参数是彗星尾长度、%彗星尾 DNA、% 彗星头 DNA 和 Olive 尾矩（彗星尾长度和%彗星尾 DNA 的组合）。最新的指南建议以%彗星尾 DNA 作为国际标准，因其涵盖范围最广的 DNA 损伤①。

（3）自动图像分析：软件自动选择细胞，其余操作程序和参数与半自动图像分析相同，自动获取图像，用于分析 DNA 损伤的定量和定性程度（图 2.4）。通常记录的彗星参数有 Olive 尾矩（OTM，任意单位）、%彗星尾 DNA、彗星尾长（TL，DNA 离核的迁移距离，μm）。目前，不同的实验室正在开发这一技术。然而，主要的问题之一是重叠的彗星被划为损伤阳性细胞。

（4）比较每个细胞的迁移量、迁移增加的细胞数量及受损细胞间的迁移程度。

---

① 虽然任何图像分析系统可能适合单细胞凝胶电泳数据的定量分析，建议使用一种由 KineticImaging，Ltd.（LIVerpool，UK）开发，ORtechnology 销售的 Komet5/Komet6 图像分析系统。连接到荧光显微镜（LeicaDMLB100T，Leica，Germany）配备适当的滤光片（N2.1，激发波长 515～560 nm，发射波长 590 nm）。

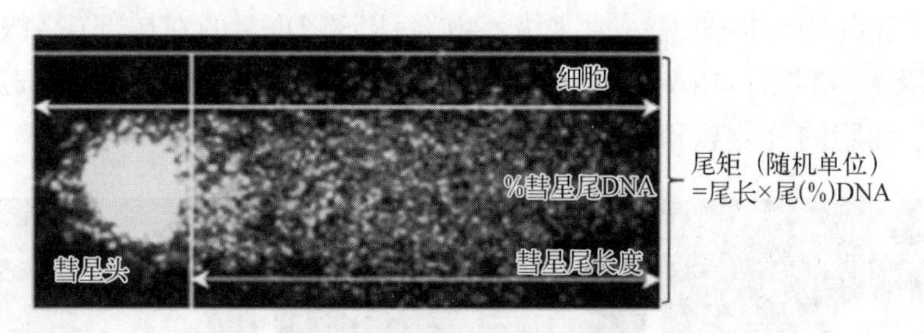

图 2.4 彗星试验评估的参数

2.3.5 统计

在彗星试验中使用的试验设计和统计分析的细节见本书其他章节。体外研究的试验单位是培养物，体内研究的试验单位是动物。Bright 等（2011）发表了关于对彗星试验进行统计的建议。参数检验，如 t 检验和方差分析（analysis of variance，ANOVA）及其相应的非参数检验，适用于分析试验。线性趋势可用于剂量相关效应，并具有更高的统计效能。

本章参考文献

Ansari KM, Chauhan LK, Dhawan A, et al., 2004. Unequivocal evidence of genotoxic potential of argemone oil in mice. Int. J. Cancer, 112(5): 890 - 895.

Ansari KM, Dhawan A, Khanna SK, et al., 2005. In vivo DNA damaging potential of sanguinarine alkaloid, isolated from argemone oil, using alkaline Comet assay in mice. Food Chem. Toxicol., 43(1): 147 - 153.

Ansari KM, Dhawan A, Khanna SK, et al., 2006. Protective effect of bioantioxidants on argemone oil/sanguinarine alkaloid induced genotoxicity in mice. Cancer Lett., 244(1): 109 - 118.

Bajpayee M, Pandey AK, Zaidi S, et al., 2006. DNA damage and mutagenicity induced by endosulfan and its metabolites. Environ. Mol. Mutagen., 47(9): 682 - 692.

Bakare AA, Pandey AK, Bajpayee M, et al., 2007. DNA damage induced in human peripheral blood lymphocytes by industrial solid waste and municipal sludge leachates. Environ Mol Mutagen, 48(1): 30 - 37.

Bakare AA, Patel S, Pandey AK, et al., 2012. DNA and oxidative damage induced in somatic organs and tissues of mouse by municipal sludge leachate. Toxicol. Ind. Health, 28(7): 614 - 623.

Brendler-Schwaab S, Hartmann A, Pfuhler S, et al., 2005. The in vivo comet assay: use and status in genotoxicity testing. Mutagenesis, 20(4): 245 - 254.

Bright J, Aylott M, Bate S, et al., 2011. Recommendations on the statistical analysis of the comet assay. Pharm Stat, 10(6): 485 - 493.

Burlinson B, 2012. The in vitro and in vivo Comet assays//Parry JM, Parry EM (eds) Genetic toxicology: principal and methods. New York: Humana.

Burlinson B, Tice RR, Speit G, et al., 2007. Fourth international workgroup on genotoxicity testing: results of the in vivo comet assay workgroup. Mutat. Res., 627(1): 31-35.

Collins AR, Oscoz AA, Brunborg OG, 2008. The comet assay: topical issues. Mutagenesis, 23(3): 143-151.

COM (Consumer Products and the Environment, Committee on Mutagenicity of Chemicals in Food), 2020. Guidance on a strategy for testing of chemicalsfor mutagenicity. London: the Department of Health.

Das M, Ansari KM, Dhawan A, et al., 2005. Correlation of DNA damage in epidemic dropsy patients to carcinogenic potential of argemone oil and isolated sanguinarine alkaloid in mice. Int J Cancer, 117(5): 709-717.

Dhawan A, Bajpayee M, Parmar D, 2009. Comet assay: a reliable tool for the assessment of DNA damage in different models. Cell Biol. Toxicol., 25(1): 5-32.

Dusinska M, Collins AR, 2008. The comet assay in human biomonitoring: gene-environment interactions. Mutagenesis, 23(3): 191-205.

FDA, 2012. International conference on harmonisation; guidance on S2(R1) genotoxicity testing and data interpretation for pharmaceuticals intended for human use. Fed Regist., 77(110): 33748-33749.

Hartmann A, Agurell E, Beevers C, et al., 2003. Recommendations for conducting the in vivo alkaline comet assay. Mutagenesis, 18(1): 45-51.

Kiskinis E, Suter W, Hartmann A, 2002. High-throughput comet assay using 96 - well plates. Mutagenesis, 17(1): 37-43.

Ostling O, Johanson KJ, 1984. Microelectrophoretic study of radiation-induced DNA damage in individual mammalian cells. Biochem. Biophys. Res. Commun., 123(1): 291-298.

Pandey AK, Bajpayee M, Parmar D, et al., 2008. Multipronged evaluation of genotoxicity in Indian petrol-pump workers. Environ. Mol. Mutagen., 49(9): 695-707.

Pandey AK, Gurbani D, Bajpayee M, et al., 2009. In silico studies with human DNA topoisomerase-II alpha to unravel the mechanism of in vitro genotoxicity of benzene and its metabolites. Mutat. Res., 661(1-2): 57-70.

Parry JM, Parry EM, 2012. Genetic toxicology. New York: Humana Press.

Patel S, Bajpayee M, Pandey AK, et al., 2007. In vitro induction of cytotoxicity and DNA strand breaks in CHO cells exposed to cypermethrin, pendimethalin and dichlorvos. Toxicol. In Vitro., 21(8): 1409-1418.

Patel S, Pandey AK, Bajpayee M, et al., 2006. Cypermethrin-induced DNA damage inorgans and tissues of the mouse: evidence from the comet assay. Mutat Res, 607(2): 176-183.

Pfuhler S, Fellows M, Benthem JV, et al., 2011. In vitro genotoxicity test approaches with better predictivity: summary of an IWGT workshop. Mutat. Res., 723(2): 101-107.

Rothfuss A, Honma M, Czich A, et al., 2011. Improvement of in vivo genotoxicity assessment:

combination of acute tests and integration into standard toxicity testing. Mutat. Res., 723(2): 108-120.

Sasaki YF, Sekihashi K, Izumiyama F, et al., 2000. The comet assay with multiple mouse organs: comparison of comet assay results and carcinogenicity with 208 chemicals selected from the IARC monographs and U. S. NTP Carcinogenicity Database. Crit. Rev. Toxicol., 30(6): 629-799.

Sharma V, Anderson D, Dhawan A, 2011. Zinc oxide nanoparticles induce oxidative stress and genotoxicity in human liver cells (HepG2). J. Biomed. Nanotechnol., 7(1): 98-99.

Sharma V, Anderson D, Dhawan A, 2012. Zinc oxide nanoparticles induce oxidative DNA damage and ROS-triggered mitochondria mediated apoptosis in human liver cells (HepG2). Apoptosis, 17(8): 852-870.

Sharma V, Shukla RK, Saxena N. et al., 2009. DNA damaging potential of zinc oxide nanoparticles in human epidermal cells. Toxicol. Lett., 185(3): 211-218.

Sharma V, Singh P, Pandey AK, et al., 2012. Induction of oxidative stress, DNA damage and apoptosis in mouse liver after sub-acute oral exposure to zinc oxide nanoparticles. Mutat. Res., 745(1-2): 84-91.

Sharma V, Singh SK, Anderson D, et al., 2011. Zinc oxide nanoparticle induced genotoxicity in primary human epidermal keratinocytes. J. Nanosci. Nanotechnol., 11(5): 3782-3788.

Shukla RK, Kumar A, Gurbani D, et al., 2013. TiO(2) nanoparticles induce oxidative DNA damage and apoptosis in human liver cells. Nanotoxicology, 7(1): 48-60.

Shukla RK, Sharma V, Pandey AK, et al., 2011. ROS-mediated genotoxicity induced by titanium dioxide nanoparticles in human epidermal cells. Toxicol. In Vitro., 25(1): 231-241.

Singh NP, McCoy MT, Tice RR, et al., 1988. A simple technique for quantitation of low levelsmof DNA damage in individual cells. Exp. Cell Res., 175(1): 184-191.

Stang A, Brendamour M, Schunck C, et al., 2010. Automated analysis of DNA damage in the high-throughput version of the comet assay. Mutat Res, 698(1-2): 1-5.

Stang A, Witte I, 2010. The ability of the high-throughput comet assay to measure the sensitivity of fi ve cell lines toward methyl methanesulfonate, hydrogen peroxide, and pentachlorophenol. Mutat. Res., 701(2): 103-106.

Tice RR, Agurell E, Anderson D, et al., 2000. Single cell gel/Comet assay: guidelines for in vitro and in vivo genetic toxicology testing. Environ Mol Mutagen, 35(3): 206-221.

Vasquez MZ, 2012. Recommendations for safety testing with the in vivo comet assay. Mutat. Res., 747(1): 142-156.

第 3 章
报告彗星试验的最低信息：描述彗星试验程序和结果的建议

笔者按：本文为 Møller 等 31 位"人类彗星试验欧洲科学和技术合作行动"（hCOMET COST Action）成员制定的报告《彗星试验的最低信息》（*Minimum Information for Reporting Comet Assay*, MIRCA），这是目前国际上最权威的彗星试验领域的专家达成的共识，发表于 2020 年 12 月 *Nature Protocol* 上，旨在强调彗星试验程序和试验结果描述的规范化，确保读者能够获得关于彗星试验程序的特定信息，从而能够对结果进行准确解释，并与其他研究的结果进行比较。笔者将该文全文翻译，以飨国内同行[①]。

彗星试验是一种广泛用于检测 DNA 损伤和修复活性的试验。然而，在相同的试验系统中，所报告的基线和诱导的损伤水平存在着实验室间的差异。这些差异可能归因于试验方案的差异，详尽的彗星试验程序细节并不一定公开发表，因此很难确定相关的试验条件。本文提出的 MIRCA 建议，提供了描述彗星试验条件和结果的建议。这些建议区分为"需要的信息"和"必要的信息"："必要的信息"是指评估试验工作质量所必要的精确细节，而"需要的信息"是指在重复试验时可能遇到的技术问题。遵循 MIRCA 建议应该确保彗星试验结果可以被其他研究人员轻松解释和独立验证。

碱性彗星试验是一种技术上简单的检测方法，检测 DNA 损伤（链断裂和在碱性条件下转换成链断裂的其他损伤）和 DNA 修复活性敏感（Azqueta 等，2020；Gajski 等，2019；Azqueta 等，2019）。然而，国际环形比对试验（ringtrials）已经发现，实验室之间的彗星试验程序和主要描述符（如%彗星尾 DNA）存在重大差异。这种差异可能会阻碍实验室间数据的比较和解释，以及规范方法和推广使用参考标准（ESCODD，2002，2003；Gedik 等，2005；Møller 等，2010；

---

① 原文见：Møller P, Azqueta A, Boutet-Robinet E, et al., 2020. Minimum information for reporting on the comet assay (MIRCA): recommendations for describing comet assay procedures, results. NatProtoc, 15(12): 3817－3826.

Forchhammer 等,2010;Johansson 等,2010;Ersson 等,2013;Forchhammer 等,2012;Godschalk 等,2014;Godschalk 等,2013)。最近的一篇综述总结了过去 20 年来发表的大量彗星检测的程序说明和技术建议,并强调了 DNA 损伤水平的实验室间变异问题(AzquetaA 等,2019)。主要的问题是,彗星试验并没有直接测量特定 DNA 损伤的数量,而是测量 DNA 在琼脂糖凝胶中的迁移,这是由于碱性条件下链断裂所产生的松弛。测定过程中的某些步骤是比其他步骤更重要的 DNA 迁移的决定因素。然而,已发表的彗星试验研究经常未充分描述试验条件。更令人困扰的是,缺乏阳性试验对照和阳性试验对照的数据,而这是评估测试性能所必要的(Møller 等,2018;Møller 等,2020)。

OECD TG489 是由不同机构的多位作者开发的,是报告体内彗星试验程序和结果的最权威的建议(OECD,2016)。然而,它不包括体外试验和生物监测研究,或 DNA 链断裂以外的终点,在某些方面的细节水平有限。例如,指南建议应报告电泳条件,但没有说明这些条件应包括电泳溶液的成分和温度,以及电泳持续时间和电场强度。因此,迫切需要一套更全面的建议来描述彗星试验条件,包括解释为什么某些步骤需要详细报告。其他类型的检测也有类似的建议,如用于微阵列的关于微阵列试验的最低信息(minimum information about a microarray experiment,MIAME)指南(Brazma 等,2001)和用于实时定量聚合酶链反应程序的发表实时定量 PCR 实验的最低信息(minimum information for publication of quantitative realtime PCR experiments, MIQE)指南(Bustin 等,2009)。这些方法已被作者和期刊广泛采用,似乎改善了报告的一致性和结果的可靠性。

MIRCA 建议旨在强调彗星试验程序的关键方面,当报告来自细胞培养研究、动物模型、无脊椎动物、植物和人类生物监测和临床研究的结果时必须描述。我们认为,试验方案中的每一步骤对于一个运作良好的方法都是重要的。然而,MIRCA 建议的目的是确保读者能够获得关于彗星试验程序的特定信息,从而能够对结果进行准确的解释,并与其他研究的结果进行比较。我们已经将 MIRCA 建议限制在试验的技术性能上。进行科学研究的报告还涉及其他一些基本方面(例如,盲样的应用,尽量减少偏见和混淆因素,报告化学品、试剂盒和实验室设备的品牌和供应商,确保适当的重复次数和统计分析方法等),但是这些并非彗星试验独有的,这里不详细讨论了。对于在分子流行病学研究中使用彗星试验,我们建议阅读《加强流行病学-分子流行病学观察性研究报告》(STROBE-ME)的说明,并遵循说明中关于报告生物标志物结果的建议(Gallo 等,2012)。

3.1　MIRCA 建议概述

MIRCA 建议关注彗星试验中可能影响 DNA 迁移水平的步骤(例如，一种物理效应，使 DNA 在琼脂糖中移动得更快的物理效应，而不管 DNA 损伤的绝对数量)或增加未暴露和暴露样本之间 DNA 迁移(即检测诱导的 DNA 损伤)的差异。彗星试验程序的变化已经在前面讨论(Azqueta 等，2019)，这里不再详细描述。大多数彗星试验通过标准的碱处理程序将 DNA 损伤确定为弗兰克链断裂(及随后转变为链断裂碱基不稳定位点)。然而，来自细菌或人类细胞的 DNA 修复酶也可以用于获取特定类型的 DNA 损伤的进一步信息，如氧化或烷基化产物。两种最常用于 DNA 修复的改良彗星试验方式是：① 细胞 DNA 修复试验，在该试验中，DNA 损伤的积累和清除随着时间的推移而发生；② 基于彗星的体外 DNA 修复试验，测量无细胞蛋白提取物对含有 DNA 损伤的底物(以类核形式)的 DNA 切割活性。中性彗星试验(即电泳是在中性 pH 溶液中进行的)很少使用，因此没有作为单独的方案步骤纳入 MIRCA 建议(Collins 等，2008；Koppen 等，2017)。

无论研究的是细胞还是组织样本，彗星试验有多达如下 9 个步骤(图 3.1)：① 细胞的分离和单细胞混悬液(组织匀浆)的制备；② 细胞包埋在琼脂糖中；③ 细胞裂解；④ 用损伤特异性酶孵育类核(用于酶修饰的彗星试验)或用细胞或组织提取物孵育类核(用于体外 DNA 修复试验)；⑤ 碱处理；⑥ 电泳；⑦ 中和；⑧ 染色和影像观察；⑨ 评分和数据分析。表 3.1 概述了每个步骤的 MIRCA 建议。每个建议将包括彗星试验结果的文章中报告的信息归类为“需要的信息”或“必要的信息”：“必要的信息”是评估彗星试验质量的必要的信息，而“需要的信息”只是在重复试验时需要的信息。

MIRCA 建议是由“人类彗星试验欧洲科学和技术合作行动”(hCOMETCOSTAction)成员制定的，目的是改进彗星试验结果的分析和报告(http://www.hcomet.eu/)。作者是彗星分析专家，至少有 8 年的彗星分析经验(15 名作者有 20 年的相关经验)。我们使用了一份基于网络的问卷调查，从作者那里收集了关于报告细节重要性的意见(表 3.1；补充数据)。每一条信息都被作者划分为“必要的信息”“需要的信息”“不重要的信息”，并且使用 75%的一致性阈值进行分类。如果“必要的信息”回复的数量没有达到 75%的

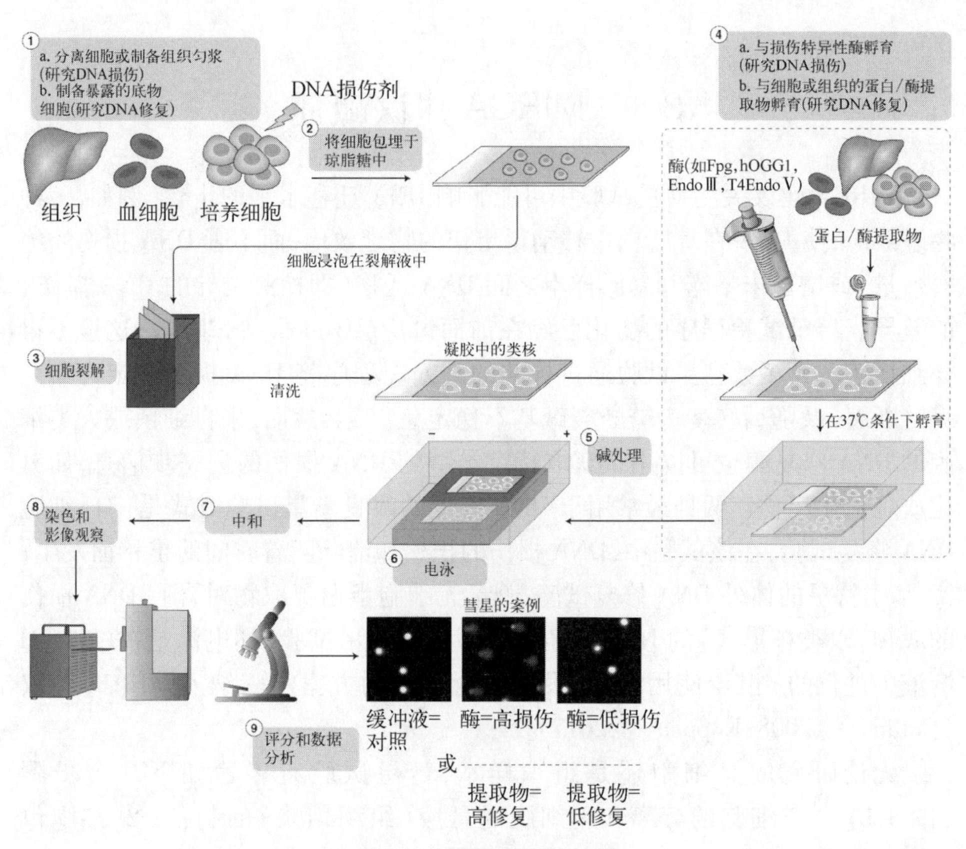

图 3.1　彗星试验程序流程

同意阈值，则将“必要的信息”和“需要的信息”回复合并，如果≥75%的作者同意它是“必要的信息”或“需要的信息”，则该信息被分类为“需要的信息”。在表 3.1 中，我们为每个建议提供了解释性注释和依据。

表 3.1　彗星试验研究报告核对表

步骤	彗星试验参数	报告要求*	注释和依据
1A	细胞的分离		
	单细胞混悬液的制备（从实体体组织或细胞培养中）	需要的信息	均质化过程（无论是在缓冲液还是培养基中）可能会影响 DNA 损伤的程度
	细胞类型	必要的信息	对于人类生物监测研究，应说明样本是否为全血（即含红细胞）、分离的白细胞或外周血单个核细胞，或细胞来源于哪个器官或组织（如颊细胞、精子等）

续　表

步骤	彗星试验参数	报告要求*	注释和依据
	静脉穿刺和血液细胞分离方法（如果细胞被分离）	需要的信息	预计在大多数情况下是不重要的，但是针头和抗凝血剂的使用可能会影响细胞分离过程中的DNA损伤水平
	从细胞分离转移到细胞加工的温度和时间	必要的信息	从细胞分离到彗星试验（或低温保存）直接处理之间的温度和时间可能会影响DNA损伤的水平
	储存（如标本已低温保存）	必要的信息	冻融过程可能会增加DNA迁移的基础水平。对于临床干预研究，低温保存的样本需要知道不同时间采集的样本是新鲜分析（即在不同的试验中分析）还是在同一彗星试验中分析
1B	底物细胞（仅用于DNA修复试验）		
	底物细胞类型	需要的信息	DNA含量和染色体结构在不同的永生化细胞（细胞系）和原代和永生化细胞之间是不同的
	细胞密度	需要的信息	体外DNA修复试验测量切口率，其中酶的数量是限制因素。从理论上讲，如果DNA在每颗彗星上的迁移取决于切口的数量，那么增加细胞密度会减少每颗彗星的切口数量，从而稀释这种效应
	使用的暴露类型	必要的信息	很少（如果有的话）遗传毒性物质引起的DNA损伤只能通过一种DNA修复途径修复；相反，大多数会导致一系列的DNA损伤。应报告遗传毒性物质的浓度/剂量
	底物细胞损伤的程度		需要知道底物细胞中损伤的总数，因为修复切口活性必须在底物（损伤）浓度不受速率限制（与基本的酶学保持一致）的条件下测量
	储存（如标本已低温保存）	必要的信息	见1A的同一项目
1C	试验对照	必要的信息	没有阳性对照组的研究应始终包括和报告试验对照
1D	阴性和阳性对照	需要的信息	对照组是需要的（在某些情况下甚至是必要的）。然而，在大多数情况下（特别是在人类生物监测中），试验对照可以取代阴性和阳性对照（即对照组）
2	琼脂糖包埋细胞		
	载玻片类型的说明	需要的信息	使用2-凝胶和12-凝胶等格式可能会影响DNA迁移水平

续 表

步骤	彗星试验参数	报告要求*	注 释 和 依 据
	含有细胞的低熔点糖的最终浓度	必要的信息	最终的浓度(加入细胞后的百分比)非常重要。由于琼脂糖原液重复使用后浓度会发生变化,如果使用多次,应注明。只说明原液的浓度是不够的
3	细胞裂解		
	缓冲液组成	必要的信息	对于口腔颊细胞,需要一个额外的用蛋白酶 K 裂解步骤。裂解精子需要用二硫苏糖醇和蛋白酶 K 进行孵育,以打破紧密组装的 DNA 中的二硫键
	持续时间	需要的信息	裂解的持续时间取决于细胞类型。如果它太长,这可能会影响某些类型的 DNA 损伤(例如,碱稳定的损伤转化成链断裂),如果太短,裂解可能不完全。在所有的试验中使用相同的持续时间是很重要的
	温度	需要的信息	预计对 DNA 迁移的影响不大,除非在某些情况下,碱性稳定的损伤可能转化为链断裂
4A	修复酶处理		
	在裂解和酶处理之间的洗涤步骤	需要的信息	由于高 pH 和洗涤剂,酶可能因裂解溶液的转移而失活。应指定洗涤缓冲液的成分
	修复酶来源	必要的信息	用于彗星试验的酶有不同的生产方式,可以从粗提物或纯化酶中获取。因此,酶的活性在不同的产品之间可能有所不同
	酶浓度和培养时间的优化	需要的信息	作者应报告或引用与试验样品相同的凝胶孵育单元和孵育模式进行滴定试验的结果
	持续时间	必要的信息	修复切口的数量与孵育时间成正比。然而,太长的孵育时间可能导致非特异性的切口
	孵育温度	必要的信息	酶反应的速率取决于温度
	用于凝胶上的酶浓度	必要的信息	凝胶上酶的量会影响修复切口的数量。重要的是要报告优化试验的结果(即酶的量和孵育期)
	孵育单位类型	需要的信息	在常规的培养箱中孵育,载玻片槽或 12 -凝胶系统都可以得到不同的结果
	孵育模式	需要的信息	处理方法是将酶溶液滴到凝胶上,盖上盖玻片或将载玻片浸入酶溶液中。虽然还没有系统地对其加以评价,但已经注意到由此产生的酶活性的差异
4B	提取物制备/孵育(仅用于体外 DNA 修复试验)		
	用于制备提取物的细胞数量或组织毫克数	需要的信息	在酶反应中用于获得适当蛋白质或细胞浓度的细胞数量或组织重量与修复切口没有直接联系,因为粗蛋白提取物会被进一步稀释,但它是一个有用的相对活性指标

续 表

步骤	彗星试验参数	报告要求*	注释和依据
	最终提取液中的蛋白质浓度或细胞密度	必要的信息	蛋白质浓度直接影响修复切口的速度,这一信息应该在文章中报道。然而,从单细胞混悬液(如血液样本或细胞培养物)中提取的蛋白质可以在提取蛋白质前标准化为相同数量的细胞;最终修复提取物中的细胞密度与相同起始细胞数的稀释倍数相等
	提取缓冲液组成	需要的信息	这不太可能影响修复活动,因为缓冲液避免使用修复抑制剂
	孵育缓冲液组成	必要的信息	必需的辅助因子和缓冲液的含量可能会影响修复酶的活性
	酶浓度和培养时间的优化	需要的信息	见4A的同一条目
	加入凝胶的提取物的体积	需要的信息	与那些希望重复试验的人有关
	孵育时间	必要的信息	见4A的同一条目
	孵育温度	必要的信息	见4A的同一条目
	孵育模式	需要的信息	见4A的同一条目
	作为阳性检测对照的酶类型	必要的信息	阐明酶的类型很重要,因为它们具有不同的底物特异性(例如,Fpg和hOGG1不具有相同的损伤特异性)
	阴性试验或背景对照	必要的信息	关键是要证明修复切口不仅仅是DNA的非特异性(背景)损伤的结果
5	碱处理		
	组成成分	必要的信息	溶液的组成可以影响碱基不稳定位点向DNA链断裂的转化。pH通常由NAOH的量来控制
	持续时间	必要的信息	延长处理时间可以增加碱基不稳定位点向DNA链断裂的转化
	温度	必要的信息	温度会影响DNA链的分离
6	碱电泳		
	组成成分	必要的信息	DNA迁移的程度取决于化学成分
	电压/厘米载玻片支撑平台	必要的信息	DNA迁移的程度与电泳场的强度成正比
	持续时间	必要的信息	DNA迁移的程度与电泳时间成正比。持续时间被限制,以避免彗星之间的重叠
7	中和		
	组成成分	需要的信息	对DNA迁移没有预期的影响
8	染色和影像观察		
	DNA染料类型	必要的信息	染料与DNA有不同的结合亲和力,因此可能会影响图像分析软件中主要彗星分析描述符的计算

续 表

步骤	彗星试验参数	报告要求*	注 释 和 依 据
	染料的浓度	需要的信息	大多数情况下不会影响彗星的图像分析，但对于想要重复特定方案的研究人员来说是有价值的信息
	从染色到显微镜检查的时间	需要的信息	某些染料需要孵育才能产生良好的荧光信号
	显微镜放大倍数	需要的信息	对于软件图像分析，不同放大倍数的 DNA 迁移是不同的
	代表性的彗星图像	需要的信息	作为%彗星尾 DNA（或其他描述符）的计算，不同的图像分析系统之间可能会有所不同，最好包括彗星的图像和 DNA 迁移的水平（例如，作为补充材料或引用早期文章的代表性图像，或通过数字图像）
9A	评分与数据分析		
	主要彗星分析描述符的类型	必要的信息	有不同的方法来测量 DNA 迁移水平（即%彗星尾 DNA、彗星尾长度、Olive 尾矩和视觉分数）。这些主要的彗星分析描述符有不同的尺度，不能直接比较
	每个凝胶评分的彗星数和评分的凝胶数	必要的信息	之所以重要是因为凝胶中 DNA 的测量精度很低，而且彗星很少
	彗星分数中心值的测量（例如，当图像分析系统用于 DNA 迁移分析时，平均值或中位数）	必要的信息	使用 DNA 迁移的平均水平和中位水平可能会影响 DNA 损伤的估计，这取决于彗星分数的分布。作者必须澄清的是，彗星分布的平均值/中位数来自独立的观察（例如，不同的动物或人类，或在不同的日子进行的细胞培养试验）
	图像分析软件的类型	必要的信息	不同的软件可能有不同的算法计算主要彗星试验描述符
	校准	需要的信息	主要的彗星分析描述符是一个相对值（例如，%彗星尾 DNA）。转化为每个核苷酸或未改变的核苷碱基对的损伤是为了便于研究之间的比较，尽管它不影响彗星分析的质量
9B	计算酶敏感位点和 DNA 修复活性		
	计算酶敏感位点	必要的信息	酶修饰彗星试验的结果应报告为净增加（即酶处理减去没有酶处理的 DNA 链断裂水平）
	DNA 修复活性的计算	必要的信息	DNA 修复活性的结果应报告为净切口（即修复提取液处理减去背景水平 DNA 迁移）
9C	结果统计分析	必要的信息	统计分析应遵循参数、非参数或 logistic 回归的标准做法，这取决于研究设计

*基于此共识声明的作者之间 75%的一致性，每个彗星试验步骤的信息被归类为“需要的信息”或“必要的信息”。

3.2　针对彗星试验每个步骤的特定 MIRCA 建议

（1）步骤 1A：细胞分离和单细胞混悬液的制备。

由于彗星试验使用单细胞混悬液，对于不能以单细胞形式获取的标本必须通过机械或酶处理来破坏细胞与细胞外基质或细胞相互间的附着。机械破坏造成的组织匀浆化本身可能导致 DNA 损伤，而组织的酶消化可能由于内源性 DNA 修复酶的活性导致 DNA 损伤的清除，或通过细胞释放核酸酶增加 DNA 损伤水平。匀浆化缓冲液的组成是"需要的信息"，特别是对于保存 DNA 完整性所必要的成分（如 EDTA）（Rojas 等，2014；Azqueta 等，2019）。对分离单细胞混悬液程序的描述，包括组织的匀浆化，应考虑为文章中报道的"需要的信息"。

血液样本常用于人类生物监测研究。因为血液为异质性细胞群，有关细胞群的详细信息在出版物中是必不可少的。文本应准确描述标本是否为全血（含红细胞）、白细胞、单个核细胞或细胞亚群（如淋巴细胞）。对于那些重复试验的样本，包括静脉穿刺程序、抗凝血剂类型和随后的细胞分离方法（即离心和洗涤步骤）的信息也会很有帮助，因此其为"需要的信息"。如果样本低温保存，以及试验采用冷冻方法（如在干冰或液氮中快速冷冻，或缓慢冷冻）和解冻程序，有关细胞或组织的储存条件和解冻程序的信息被认为是报告的必要信息，因为这些过程已经被证明能够影响 DNA 的基础水平（Al-Salmani 等，2011）。

（2）步骤 1B：制备用于体外 DNA 修复试验的底物细胞。

任何真核细胞类型都可以用作体外 DNA 修复试验的底物细胞，细胞类型和密度是"需要的信息"。报告用于诱导底物细胞 DNA 损伤的遗传毒性化合物方法和类型及随后的细胞存储条件是"必要的信息"，然而，可以在底物细胞中检测到的 DNA 损伤的总水平（例如，用 Ro19－8022 加光处理的细胞中 Fpg 敏感位点的数量）被认为只是需要的信息。

（3）步骤 1C：试验对照。

在本文中，试验对照是指每个彗星试验中包含的样品，有时被称为参考标准、内部对照或技术对照（Møller 等，2018；Azqueta 等，2013）。试验对照通常是从同一批处理的低温储藏细胞中取出等份。这些细胞已经暴露于 DNA 链断裂剂(如电离辐射、过氧化氢或甲基甲磺酸)或经过导致某种特定类型的DNA损伤的处理(例如,光敏剂ro19－8022+光照,或以溴酸钾处理来诱导DNA氧化)。标准碱性彗星试验和酶修饰彗星试验有不同的试验对照。用于酶修饰试验的化合物不应产生DNA链断裂,因为这样会减少酶敏感位点的动态范围。在生物监测研究及横断面、干预和临床研究中,未暴露的细胞可以用作试验对照。在标准和酶修饰彗星试验中报告试验对照和试验变异(标准偏差)的损伤水平是必要的。

体外DNA修复试验使用内部试验对照,也用于计算修复活性,而不是使用试验对照本身。报告类核DNA修复切口的水平是“必要的信息”,这些信息来自:① 未暴露的底物细胞与反应缓冲液孵育,以确定底物DNA中DNA损伤的基础水平(即背景对照)。② 暴露细胞与反应缓冲液孵育,以揭示损伤剂处理(即处理对照)导致的任何非特异性DNA链断裂或无碱基位点的水平。③ 非暴露底物细胞与样本蛋白提取物孵育,检查非特异性切口或切割活性(即特异性对照)。④ 暴露底物细胞与损伤特异性酶孵育,类似于酶修饰彗星试验的试验对照(即孵育反应对照)。

(4) 步骤1D：阴性和阳性对照。

在本文中,阴性和阳性对照是指OECD TG489中描述的动物组织的体内彗星试验组(OECD,2016)。因此,阴性和阳性对照适用于整个试验。阳性对照是指一种直接或间接作用的遗传毒性化合物,它会导致DNA链断裂或彗星试验检测到的酶敏感位点。对于酶修饰彗星试验,在特定动物组织中,尚无与OECD列出的碱性彗星试验(诱导DNA链断裂)阳性对照化合物相对应的清单。此外,人类生物监测研究不存在阳性对照,因为健康的人不能故意暴露于遗传毒性物质。阳性对照在遗传毒理学的细胞培养试验中已经被认为是强制性的,事实上,其在应用彗星试验的文章中是作为“必要的信息”的。然而,在动物研究中,出于实际目的,试验对照的彗星数据(即上文步骤1C试验对照中提到的样本)已经足够,而真正的阴性和阳性对照的结果仅被认为是“需要的信息”。

(5) 步骤2：琼脂糖包埋细胞。

彗星试验最初是在玻片上使用三层琼脂糖,中间层包含细胞。然而,顶层琼脂糖是不必要的,而且某些程序不使用底层(如Gelbond®薄膜试验)。需要报告载玻片的类型和凝胶的大小(如表面积)。随着凝胶尺寸的减小,靠近凝胶边缘的细胞比例增加,凝胶边缘类核中的DNA的迁移与靠近中心的类核中的DNA可能不同(Collins等,2008)。琼脂糖的最终浓度(细胞包埋其中)是必须要报告的，因为 DNA 的迁移取决于凝胶的密度。

（6）步骤 3：细胞裂解。

彗星试验中有几个裂解细胞的步骤。有关溶解溶液组成的资料是必不可少的。某些类型的细胞可能需要额外的酶孵育步骤（如用蛋白酶 K 孵育），孵育的细节也应作为“必要的信息”报告。一些报道认为，裂解时间可能影响某些类型 DNA 损伤的稳定性（Enciso 等，2015；Enciso 等，2018；Karbaschi 等，2019），因此裂解时间和裂解液的温度是需要报告的信息。

（7）步骤 4A：酶修饰彗星试验中的修复酶处理。

裂解液可能抑制修复酶的活性，因此需要确定在裂解步骤和酶处理之间是否进行了洗涤步骤（即洗涤缓冲液的组成、洗涤次数和持续时间）。传递修复酶来源的信息是很重要的，因为来自不同厂家的酶在其活性和对碱基损伤的特异性方面都有所不同（Møller 等，2018）。在大多数彗星研究中，用滴定曲线试验来确定酶处理的最佳条件（Muruzabal 等，2019）。然而，酶滴定曲线的结果很少报道，其在这里被归类为“需要的信息”（可以参考先前的研究来替代），尽管我们认为报告处理的时间和温度是必要的。应用到凝胶的酶浓度是“必要的信息”，最好以酶单位（U/mL）报告浓度，尽管蛋白质浓度（mg/mL）也是有用的。孵育单元的类型（如培养箱、载玻片支架或 12 -凝胶系统）和孵育模式是需要报告的信息。应该说明孵育以下述何种方式执行：① 是浸泡在酶浴中还是滴加酶，在载玻片上是否加盖玻片；② 在标准 2 -凝胶版本中，是用 12 -凝胶系统或还是用多孔系统；③ 是放置于培养箱的潮湿盒里还是放置于加热板或在载玻片护架上。

（8）步骤 4B：用于体外 DNA 修复试验的提取物制备和孵育。

报告用于制备蛋白质提取物的细胞数量或组织质量的是“需要的信息”，而报告添加到底物 DNA 的细胞或组织提取物的最终蛋白质浓度的是“必要的信息”。提取缓冲液的组成（需要的信息）不如培养缓冲液的组成（必要的信息）重要，因为后者可以影响 DNA 迁移的背景水平。为了与酶修饰彗星试验的信息保持一致，需要报告滴定试验的结果或参考先前在同一实验室进行的研究结果。加入凝胶包埋的底物细胞中的提取物的体积是“需要的信息”。需要报告孵育的持续时间和温度，因为它们影响修复切口的数量。至于酶修饰彗星试验，孵育模式是体外修复试验需要报告的信息。了解用于孵育反应对照（表明底物细胞中 DNA 损伤的数量）的酶特性的信息及用于未暴露底物细胞中 DNA 修复切口背景水平的缓冲液组成的信息是“必要的信息”，因为它们是证明 DNA 修复切口活动可靠性的关键。

(9) 步骤5：碱处理。

高碱性pH溶液会破坏DNA链的氢键,也会将某些碱基损伤转化为DNA链断裂。因此,碱性处理的时间会影响后续电泳中DNA迁移的水平(Forchhammer等,2008;Azqueta等,2011;Ersson等,2011)。因此,有关碱性溶液组成、pH、温度和处理时间的具体信息是报告的"必要的信息"。

(10) 步骤6：碱电泳。

DNA迁移最重要的驱动因素是电泳持续时间和电势(电泳槽平台上的电压降)(BrunborgG等,2018)。报告电泳缓冲液的组成、电泳强度[电泳槽平台上的电压梯度(V/cm)]和电泳持续时间是必要的。电泳过程中的高温可能会影响DNA的迁移(Sirota等,2014),因此,关于电泳溶液温度的信息是必要的,同时还可以描述为保持温度恒定所采取的步骤(如冷却平台或循环缓冲液)。

(11) 步骤7：中和。

此步的目的是去除载玻片上多余的碱性溶液,以确保有效染色。最好描述一下中和溶液的组成。

(12) 步骤8：染色和影像观察。

DNA结合染料对DNA有不同的结合亲和力,因此可能会对图像分析软件中主要彗星分析描述符的计算产生不同的影响(Sirota等,2014;Olive等,1990;Olive等,1992)。染料的类型是"必要的信息",而浓度是"需要的信息",染色和影像观察之间的时间也是如此。不同类型的显微镜的光的强度是不同的。此外,它的变化取决于灯龄和在彗星评分时被打开的时间。然而,并没有标准的程序来测量光的强度和纠正相应的DNA迁移水平。此外,同一彗星在不同的显微镜放大率下似乎有不同程度的DNA迁移。因此,需要报告用于评分的显微镜放大率。在报告的DNA迁移水平的同时,需要展示具有代表性的彗星图像(例如,极少迁移甚至没有迁移的对照,适度和广泛的DNA迁移)。

(13) 步骤9A：评分与数据分析。

这一步需要报告主要彗星分析描述符的基本信息(例如,%彗星尾DNA、彗星尾长度、Olive尾矩或视觉分数),每个样本分析的彗星数,以及如何表达DNA迁移的总体水平(如彗星分数的中位数或平均值)。在每个凝胶中报告每个彗星的个别结果并不重要;它们被结合起来计算总体的损伤水平。由于不能排除不同的图像分析软件包可能有不同的方法来计算主要的彗星试验预测值,所以必须报告所使用的软件(包括软件名称、制造商、版本)。所有主要描述符都有一个共同的局限性，那就是需要有彗星分析方面的专家来理解它们的含义，然而，如果创建了一个校准曲线（使用电离辐射，它会在已知的频率诱发断裂），结果可以转化为与未改变的核苷酸或碱基对比较的相对损伤频率；这些数据是明确无误的，传达的信息是所有研究人员都能理解的（Møller等，2014）。使用电离辐射获得校准曲线，并将DNA迁移水平转换为相对于未改变的核苷酸或碱基对的损伤频率的程序已在以前报道过（Møller等，2012）。因此，需要将结果报告为每10^9个未改变的核苷酸或每10^6个碱基对损伤水平。

（14）步骤9B：体外DNA修复试验中底物DNA酶敏感位点或净切口数的计算。

DNA修复酶的孵育增加了DNA迁移的水平，因为DNA链断裂的基础水平和酶特异性损伤都有助于DNA链断裂的总数。由于DNA迁移归因于基础水平的DNA损伤和酶特异性损伤可能源自不同的遗传毒性机制，仅报道酶处理后的DNA损伤总水平是不够的。相反，有必要将遗传毒性报告为酶敏感位点，在酶处理的载玻片中，DNA迁移的基础水平已被去除。

体外DNA修复试验使用所有细胞或组织提取样品的相同底物细胞，因此在同一试验（即试验运行）中，没有必要对每个样品同时进行背景和处理对照。可能有不止一个底物（例如，分析碱基和核苷酸切除修复活性时），因此每种DNA修复试验都需要单独的对照。报告底物DNA中修复提取物形成的净切口是必要的。

（15）步骤9C：结果统计分析。

统计分析是必不可少的。统计分析的类型取决于研究的设计，并遵循遗传毒理学和生物监测中统计检验的一般假设（Møller等，2014；Lovell等，2008）。

3.3　小　结

所有涉及彗星试验结果的文章都应该对试验方案有明确的描述。原则上，它们应该包含尽可能多的关于彗星试验过程的信息，但有些细节比其他的更重要。大多数有字数限制的期刊都有补充部分来描述详细的程序。然而，如果无法达到要求，作者应该引用带有详细程序的文章（最好是那些开源访问或免费获取的文章）。应避免使用诸如“修改自”和“改编自”之类的术语，除非定义了特定的修改。

MIRCA 建议是描述彗星试验程序和结果的标准化报告清单。然而，这并不是该试验最佳实践程序的指南。MIRCA 建议提供了一个重要的工具，以帮助研究人员、审稿人和编辑确保彗星试验的严格执行和全面报道。综上所述，这些将提高科学研究中彗星试验结果的质量和影响。

（庄志雄译）

本章参考文献

Al-Salmani K, Abbas H, Schulpen S, et al., 2011. Simplified method for the collection, storage, and comet assay analysis of DNA damage in whole blood. Free Radic. Biol. Med., 51(3): 719 - 725.

Azqueta A, Enciso JM, Pastor L, et al., 2019. Applying the comet assay to fresh vs frozen animal solid tissues: a technical approach. Food Chem. Toxicol., 132: 110671.

Azqueta A, Gutzkow KB, Brunborg G, et al., 2011. Towards a more reliable comet assay: optimising agarose concentration, unwinding time and electrophoresis conditions. Mutat. Res., 724(1 - 2): 41 - 45.

Azqueta A, Ladeira C, Giovannelli L, et al., 2020. Application of the comet assay in human biomonitoring: an hCOMET perspective. Mutat. Res., 783: 108288.

Azqueta A, Langie S, Boutet-Robinet E, et al., 2019. DNA repair as a human biomonitoring tool: comet assay approaches. Mutat. Res., 781: 71 - 87.

Azqueta A, Langie SA, Slyskova J, et al., 2013. Measurement of DNA base and nucleotide excision repair activities in mammalian cells and tissues using the comet assay — a methodological overview. DNA Repair (Amst.), 12(11): 1007 - 1010.

Azqueta A, Muruzabal D, Bouter-Robinet E, et al., 2019. Technical recommendations to perform the alkaline standard and enzyme-modified comet assay in human biomonitoring studies. Mutat. Res., 843: 24 - 32.

Brazma A. Hingamp P, Quackenbush J, et al., 2001. Minimum information about a microarray experiment (MIAME)-toward standards for microarray data. Nat. Genet., 29(4): 365 - 371.

Brunborg G, Rolstadaas L, Gützkow KB, 2018. Electrophoresis in the comet assay. Germany: IntechOpen.

Bustin SA, Benes V, Garson JA, et al., 2009. The MIQE guidelines: minimum information for publication of quantitative real-time PCR experiments. Clin. Chem., 55(4): 611 - 622.

Collins AR, Oscoz AA, Brunborg G, et al., 2008. The comet assay: topical issues. Mutagenesis, 23(3): 143 - 151.

Enciso JM, Gutzkow KB, Brunborg G, et al., 2018. Standardisation of the in vitro comet assay: influence of lysis time and lysis solution composition on the detection of DNA damage induced by

X-rays. Mutagenesis, 33(1): 25-30.

Enciso JM, Sánchez O, López de Cerain A, et al., 2015. Does the duration of lysis affect the sensitivity of the in vitro alkaline comet assay? Mutagenesis, 30(1): 21-28.

Ersson C, Möller L, 2011. The effects on DNA migration of altering parameters in the comet assay protocol such as agarose density, electrophoresis conditions and durations of the enzyme or the alkaline treatments. Mutagenesis, 26(6): 689-695.

Ersson C, Peter M, Lykke F, et al., 2013. An ECVAG inter-laboratory validation study of the comet assay: inter-laboratory and intra-laboratory variations of DNA strand breaks and FPG-sensitive sites in human mononuclear cells. Mutagenesis, 28(3), 279-286.

European Standards Committee on Oxidative DNA Damage (ESCODD), 2002. Comparative analysis of baseline 8-oxo-7, 8-dihydroguanine in mammalian cell DNA, by different methods in different laboratories: an approach to consensus. Carcinogenesis, 23(12): 2129-2133.

European Standards Committee on Oxidative DNA Damage (ESCODD), 2003. Measurement of DNA oxidation in human cells by chromatographic and enzymic methods. Free Radic. Biol. Med., 34(8): 1089-1099.

Forchhammer L, Bräuner EV, Folkmann JK, et al., 2008. Variation in assessment of oxidatively damaged DNA in mononuclear blood cells by the comet assay with visual scoring. Mutagenesis, 23(3): 223-231.

Forchhammer L, Ersson C, Loft S, et al., 2012. Inter-laboratory variation in DNA damage using a standard comet assay protocol. Mutagenesis, 27(6): 665-672.

Forchhammer L, Johansson C, Loft S, et al., 2010. Variation in the measurement of DNA damage by comet assay measured by the ECVAG inter-laboratory validation trial. Mutagenesis, 25(2): 113-123.

Gajski G, Žegura B, Ladeira C, et al., 2019. The comet assay in animal models: from bugs to whales (part 1, invertebrates). Mutat. Res., 779: 82-113.

Gajski G, Žegura Bojana, Ladeira C, et al., 2019. The comet assay in animal models: from bugs to whales (part 2, vertebrates). Mutat. Res., 781: 130-164.

Gallo V, Egger M, McComack V, et al., 2012. Strengthening the reporting of observational studies in epidemiology-molecular epidemiology (STROBE-ME): an extension of the STROBE statement. Mutagenesis, 27(1): 17-29.

Gedik CM, Collins A, ESCODD (European Standards Committee on Oxidative DNA Damage), 2005. Establishing the background level of base oxidation in human lymphocyte DNA: results of an interlaboratoryvalidation study. FASEB J., 19(1): 82-84.

Godschalk RW, Ersson C, Riso P, et al., 2013. DNA-repair measurements by use of the modified comet assay: an inter-laboratory comparison within the European Comet Assay Validation Group (ECVAG). Mutat. Res., 757(1): 60-67.

Godschalk RW, Ersson C, Stępnik M, et al., 2014. Variation of DNA damage levels in peripheral blood mononuclear cells isolated in different laboratories. Mutagenesis, 29(4): 241-249.

Johansson C, Møller P, Forchhammer L, et al., 2010. An ECVAG trial on assessment of oxidative damage to DNA measured by the comet assay. Mutagenesis, 25(2): 125 – 132.

Karbaschi M, Ji Y, Abdulwahed AMS, et al., 2019. Evaluation of the major steps in the conventional protocol for the alkaline comet assay. Int. J. Mol. Sci., 20(23): 6072.

Koppen G, Azqueta A, Pourrut B, et al., 2017. The next three decades of the comet assay: a report of the 11th International Comet Assay Workshop. Mutagenesis, 32(3): 397 – 408.

Lovell DP, Omori T, 2008. Statistical issues in the use of the comet assay. Mutagenesis, 23(3): 171 – 182.

Muruzabal D, Langie SAS, Pourrut B, et al., 2019. The enzyme-modified comet assay: enzyme incubation step in 2 vs 12 – gels/slide systems. Mutat. Res., 845: 402981.

Møller P, Cooke MS, Collins A, et al., 2012. Harmonising measurements of 8 – oxo – 7, 8 – dihydro – 2′– deoxyguanosine in cellular DNA and urine. Free Radic. Res., 46(4): 541 – 553.

Møller P, Jantzen K, Løhr M, et al., 2018. Searching for assay controls for the Fpg- and hOGG1 – modified comet assay. Mutagenesis, 33(1): 9 – 19.

Møller P, Loft S, 2014. Statistical analysis of comet assay results. Front. Genet., 5: 292.

Møller P, Loft S, Ersson C, et al., 2014. On the search for an intelligible comet assay descriptor. Front. Genet., 5: 217.

Møller P, Möller L, Godschalk RW, et al., 2010. Assessment and reduction of comet assay variation in relation to DNA damage: studies from the European Comet Assay Validation Group. Mutagenesis, 25(2): 109 – 111.

Møller P, Stopper H, Collins AR, 2020. Measurement of DNA damage with the comet assay in high-prevalence diseases: current status and future directions. Mutagenesis, 35(1): 5 – 18.

OECD, 2016. Test No. 489: in vivo mammalian alkaline comet assay. In OECD Guidelines for the Testing of Chemicals, Section 4. Paris: OECD.

Olive PL, Banáth JP, Durand RE, 1990. Heterogeneity in radiation-induced DNA damage and repair in tumor and normal cells measured using the "comet" assay. Radiat. Res., 122(1): 86 – 94.

Olive PL, Wlodek D, Durand RE, et al., 1992. Factors influencing DNA migration from individual cells subjected to gel electrophoresis. Exp. Cell Res., 198(2): 259 – 267.

Rojas E, Lorenzo Y, Haug K, et al., 2014. Epithelial cells as alternative human biomatrices for comet assay. Front. Genet., 5: 386.

Sirota NP, Zhanataev AK, Kuznetsova EA, et al., 2014. Some causes of inter-laboratory variation in the results of comet assay. Mutat. Res. Genet. Toxicol. Environ. Mutagen., 770: 16 – 22.

第 4 章
彗星荧光原位杂交及其应用

4.1 引 言

如前面几章所述,彗星试验已成为一种广泛接受和通用的方法来测量单个细胞各种 DNA 损伤。其多功能性源于对原来的彗星试验的各种改进,现已经发展为可测量不同类型的 DNA 损害,包括 DNA 单链断裂和双链断裂、交联、氧化损伤,以及与 DNA 复制和 DNA 修复相关的 DNA 断裂的方法(Collins,2004)。另一种改进是 FISH 与彗星试验相结合,称为彗星荧光原位杂交(Comet-fluorescent *in situ* hybridisation,Comet-FISH)。在彗星试验中,荧光标记的探针与特定的基因序列、区域或染色体进行杂交。因此,彗星内特定 DNA 序列的定位可以在荧光显微镜下观察,从而通过观察细胞整体 DNA 背景上,荧光探针探测到的区域及周围 DNA 损伤的信息。通过观察彗星杂交信号数量的变化,可以进一步了解 DNA 是否在探测区域内发生断裂(Glei 等,2014)。20 世纪末,两个独立的实验室首先报道了将 Comet-FISH 检测作为一种新技术。1997 年,Santos 等(1997)使用这种技术检测人淋巴细胞的染色体的着丝粒和端粒,以及 O^6-甲基鸟嘌呤 DNA 甲基转移酶(O^6-methylguanine DNA methyltransferase,*MGMT*)基因区域,该方法为研究染色质的超微结构和细胞核内的空间组织提供了可能。同时,另一项研究中,McKelvey-Martin 等(1998)成功将 TP53 的位点特异性识别(locus-specificidentifier,LSI)探针杂交到人类白细胞和膀胱癌细胞,提出 Comet-FISH 分析可作为在单个细胞的研究特定 DNA 序列损伤和修复的一个有效的工具。这两项研究共同为其他研究 DNA 损伤修复和核染色质结构搭建了一座桥梁。

本章介绍在实验室中使用 Comet-FISH 试验的基本程序,并总结了如何成功将这种方法应用在各种研究中,讨论该分析方法的潜力和局限性,并强调了这些局限性对准确数据解释的重要性。

4.2 Comet-FISH 试验程序

Comet-FISH 试验存在几个与彗星试验略不同的方案，但它们都遵循相同的基本原理。被研究的细胞被包埋在显微镜载玻片上的琼脂糖凝胶中，随后将载玻片放入高盐溶液（通常含有去垢剂）中进行裂解。裂解步骤通常在 4℃ 下进行 1~24 h，然后将载玻片放入充满缓冲液的电泳槽中，进行 DNA 解螺旋和电泳。裂解和电泳可以在碱性或中性 pH 条件下进行，这取决于检测的目的是 DNA 单链断裂还是碱基不稳定位点和（或）DNA 双链断裂。其也可通过适当改进以用于检测 DNA 交联损伤或使用限制性内切酶来检测 DNA 氧化损伤，因为这些改进依赖于间接测量 DNA 断裂。

在标准的彗星试验中，细胞最终用 DNA 特异性染料如溴化乙锭或碘化丙锭染色，以便在荧光显微镜下观察。然而，在 Comet-FISH 试验中，这一染色步骤被省略，相反，将制备在载玻片上的细胞进行另外的杂交程序。可以按照碱性或中性版本的彗星试验执行，本程序的详细步骤见本章补充附件。使用标准的原位杂交技术将荧光探针与琼脂糖包埋的细胞杂交。通常，在加入载玻片之前，探针与混合缓冲液混合，并加热使其变性。载玻片上的细胞 DNA 也通过杂交前的碱性处理或加热而变性。如果首选加热变性，通常是在热板上同时进行探针和目标细胞 DNA 的共变性。然后将载玻片在适当的温度（通常为 37~42℃）下放置在加湿的盒子中过夜，以便进行杂交。随后，进行变性后清洗步骤，将载玻片通过一系列清洗缓冲液移动，以去除任何未结合的探针，并尽量减少非特异性结合。最后，用合适的荧光染料对整个细胞 DNA 进行复染。在显微镜下检查时，特定的杂交信号与复染的总基因组 DNA 需要清晰可辨，因此应小心确保不同荧光团的激发和发射光谱重叠最小。同样，最重要的是，用于分析的显微镜和滤光器设置要正确校准，以使细胞清晰可见，并尽量减少荧光信号的渗漏，否则会干扰细胞分析。

细胞分析包括检查彗星总基因组 DNA 的分布、杂交信号的数量及每个信号的位置。总 DNA 分布利用标准彗星分析软件来测量，其中每个选定的细胞在彗星头部和彗星尾部 DNA 的数量用许多参数来评估，包括% 彗星尾 DNA 和 Olive 尾距——彗星试验两个首选的 DNA 损伤测量参数。然后，在同一个选定的细胞中，记录信号的数量和每个杂交信号在彗星头部或尾部的位置，从而指示它是否位于或靠近受损 DNA 的某个区域。彗星尾部杂交信号的出现通常表明探针内部或周围的 DNA 区域有链断裂。通过对每颗彗星信号的频率分布进行计数,就可以获得与探测区域相关的 DNA 断裂确切位置的信息。信号数目的增加表明被探测区域本身包含了断裂的 DNA 链,因为探针会与目标区域的每个断裂的 DNA 片段结合。当然,对照细胞必须始终包括在内,以指示整体 DNA 和杂交信号的基线损伤(Mondal 等,2017)。图 4.1 显示 Comet-FISH 试验后观察到的不同程度损伤的彗星外形及特定荧光标志的 DNA 断裂信号。

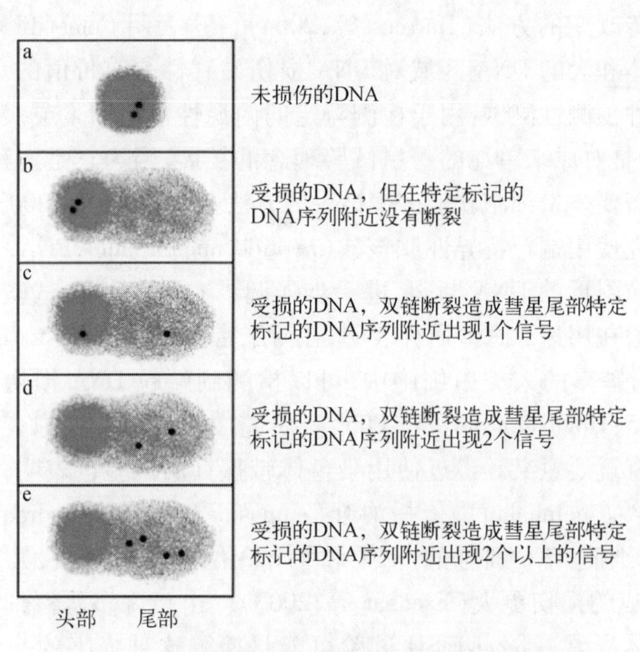

图 4.1　Comet-FISH 试验后观察到的不同程度损伤的彗星外形及特定荧光标志的 DNA 断裂信号

4.3　Comet-FISH 试验的应用

4.3.1　Comet-FISH 检测 DNA 损伤

Bock 等(1999)使用全染色体涂染探针(whole chromosome paint,WCP)进行 Comet-FISH 研究,表明不同染色体区域对 DNA 损伤的敏感性不同。研究发现,在紫外线 A 照射下,人类淋巴细胞的染色体之间 DNA 损伤的差异,端粒比着丝粒更敏感(Bock 等,1999)。在一个类似的人类淋巴细胞试验中,活性基因密度与紫外线 A 损伤敏感性呈负相关,作者认为这是由于位于活性基因位点的修复酶活性更高(Rapp 等,2000)。在另一个试验中,将口咽癌患者的健康黏膜细胞暴露于 7,8 -二氢二醇- 9,10 -环氧苯并(a)芘(BPDE)下,与 1 号染色体相比,3 号染色体、5 号染色体和 8 号染色体的链断裂更高(Harreus 等,2004)。由于已知上呼吸-消化道癌显示 3 号染色体、5 号染色体和 8 号染色体的改变,这提示 Comet-FISH 试验是一种可以检测细胞中总的染色体畸变和选择性遗传改变的方法(Harreus 等,2004)。这表明 Comet-FISH 试验对研究其他染色体和大的 DNA 区域对 DNA 损伤易感性是有价值的。此外,它有潜力作为一种预测性测试,用于检测特定的内源性危险因素或疾病的遗传生物标志物,这是对原来单纯的彗星试验理念的扩展,因为它是一种相当快速、敏感并且只需要少量细胞就能产生结果的方法(McKeown 等,2003)。

一些研究使用端粒特异性肽核酸(peptide nucleic acid,PNA)探针来研究端粒内和端粒附近的 DNA 断裂,进一步强调了 Comet-FISH 试验在了解疾病进展方面的潜在用途。这些研究表明,在博来霉素、丝裂霉素 C(mitomycin C, MMC)和顺铂暴露的人类白细胞中,可以检测到端粒 DNA 损伤(Arutyunyan 等,2004,2005;Hovhannisyan 等,2005)。研究端粒脆性在细胞衰老和恶性转化过程中具有重要意义。最近使用染色体带探针的试验也表明,在受试细胞暴露于马法兰(melphalan)、依托泊苷(etoposide)或氢醌(hydroquinone,HQ)后,人淋巴母细胞 TK6 细胞的 5q31 和 11q23 位点发生断裂,尤其是氢醌在 5q31 位点造成的损伤更大(Escobar 等,2007)。由于许多恶性细胞显示出大规模的染色体异常,Comet-FISH 试验可能是检测这种损害的一种有用的方法。此外,这些研究也证实了这样一种说法,即 DNA 损伤在整个基因组中不是随机的,而且很可能受到细胞核结构和超微结构的影响(Groth 等,2007)。因此,在影响不同 DNA 区域对损伤的敏感性方面,Comet-FISH 试验也展示出了作为研究高级染色质结构的一种有价值的技术。

Comet-FISH 试验的研究不仅局限于哺乳动物细胞。一项对蚕豆植物细胞的研究使用 DNA 探针探测特定的染色体结构域,如含 FokI 元件的异染色质、核仁组织区域和端粒,然后用各种内切酶处理细胞(Menke 等,2000)。这项研究表明,FISH 信号在彗星头部和尾部之间的分布反映了这些区域内限制性内切酶切割位点的分布,并提出该技术可在遗传毒性研究中对各种 DNA 损伤终点进行定位。由于彗星试验已经广泛应用于遗传毒性试验,Comet-FISH 试验的应用也提供了获取基因组特定区域 DNA 损伤的遗传信息的机会。

对于特定的基因位点，许多研究使用 Comet-FISH 试验来检测 DNA 损伤和修复对不同的 DNA 损伤因子的反应。特别是，已经有几项研究对 *TP53* 基因进行了研究，因为这个关键基因的损害在癌症的发展中起着主要作用。虽然早期的 Comet-FISH 研究显示，暴露于紫外线 A 的人类淋巴细胞中 *TP53* 基因几乎没有损伤（Bock 等，1999）。但随后的研究表明，在 γ-辐射和丝裂霉素 C 的作用下，人类膀胱癌细胞中该区域发生了损伤（Rajab 等，1999；McKenna 等，2003a，b）。同样，Comet-FISH 试验也在过氧化氢（H_2O_2）、反式-2-己烯醛和 4-羟基-2-壬烯醛（HNE）处理后的原代人类结肠细胞和结肠腺瘤细胞中检测到该基因区域的损伤（Glei 等，2007；Schaeferhenrich 等，2003a，b）。这种损伤反映了这样一个事实，即这些有毒化合物是通过氧化应激机制在体内产生的，如脂质过氧化产生化合物反式-2-己烯醛和 4-羟基-2-壬烯醛，并可能通过与 DNA 碱基反应促进癌症发展。

此外，Glei 等（2007）也证实了 *TP53*、*APC* 和 *k-RAS* 基因在结肠细胞中的敏感性存在显著差异。在他们的试验中，在对 H_2O_2、反式-2-己烯醛和 4-羟基-2-壬烯醛的反应中，在原代结肠细胞和结肠腺瘤细胞的所有 3 个位点上，杂交信号都以剂量依赖的方式迁移到彗星尾。然而，在 H_2O_2 处理的原代结肠细胞和反式-2-己烯醛和 4-羟基-2-壬烯醛处理过的所有细胞中，特别是在经 4-羟基-2-壬烯醛处理的腺瘤细胞中，*TP53* 基因区域比 *k-RAS* 基因、*APC* 基因和总 DNA 对损伤更敏感；由于 *APC* 基因和 *k-RAS* 基因的改变是结肠癌发生的早期事件，他们得出结论，所有 3 种化合物都可能引发癌症，但只有 4-羟基-2-壬烯醛对癌症的进展是重要的。

原代人类结肠细胞和结肠腺瘤细胞经次氮基三乙酸铀（uranyl nitrilotriacetate，U-NTA）和次氮基三乙酸铁（ferric nitrilotriacetate，Fe-NTA）处理后，Comet-FISH 试验也发现了 *TP53* 基因区域的损伤（Knöbel 等，2006，2007）。该研究强调了铁和铀在体内通过与 DNA 的相互作用产生的潜在遗传毒性作用。在 γ-射线照射的乳腺癌细胞中，*TP53* 和 *HER-2/neu* 基因区域均受到损伤（Kumaravel 等，2005）。同时，H_2O_2处理的人淋巴细胞和 Fe-NTA 处理的人白细胞也表现出 *TP53* 基因的损伤（Horvathova 等，2004；Park 等，2007）。在 X 线照射的小鼠白细胞中，Comet-FISH 试验已被用于检测 *TP53*、*Ret* 和 *Abl1* 基因的损伤（Amendola 等，2006）。而在暴露于紫外线 A 的人类淋巴细胞中检测到 *c-myc* 基因的易感性增加（Bock 等，1999）。

总之，这些研究证明了 Comet-FISH 试验能够测量特定基因和 DNA 区域的 DNA 损伤程度，特别是与疾病进展相关的 DNA 损伤程度。因此，Comet-

FISH 试验是细胞对损伤的反应及其生物学效应的一个有价值的工具，在疾病发生过程中获得适当和有效的干预也是有用的。

4.3.2 Comet-FISH 测量 DNA 修复

特定基因/基因区域的 DNA 修复也可以使用 Comet-FISH 试验进行测量。Fernández 等(2001)在中性和碱性彗星试验之后使用全基因组探针进行 FISH 试验，他们发现，经过辐射的白细胞，DNA 双链和单链断裂的损伤及修复可以通过分析荧光强度和彗星表面同时进行，使用不同的探针将允许类似的修复在特定 DNA 序列分析。事实上，一些研究已经显示了一些关于 *TP53* 基因的有趣结果。McKenna 等证实了在使用 γ-辐射和丝裂霉素 C 处理后，膀胱癌细胞系中活跃转录的 *TP53* 基因区域比整个基因组优先修复(Rajab 等,1999；McKenna 等,2003a,b)。这些发现已经得到了其他两项研究的支持，他们证实，在 H_2O_2处理的人淋巴细胞中和 γ-辐射的乳腺癌细胞系，*TP53* 基因的损伤比总 DNA 修复得更快(Horváthová 等;2004;Kumaravel 等,2005)。鉴于这些观察结果，很容易推测这种优先修复是细胞中转录偶联修复(transcription-coupled repair,TCR)发生的反应。与哺乳动物细胞的整体基因组相比，在使用其他方法进行紫外线损伤后，优先修复已经被证明存在于 *TP53* 基因(Evans 等,1993;Ford 等,1994)和其他转录活跃的基因中，而且在对其他 DNA 损伤因子反应时，可能存在类似的修复层次。事实上，我们实验室最近的研究已经证明，在 γ-辐射的正常成纤维细胞中，*TP53* 基因区域比转录失活的 *hTERT* 基因区域和整个基因组优先修复，而在转录偶联修复缺陷 Cockayne 综合征的成纤维细胞中，这种优先修复没有被观察到(McKenna 等,2012)。

4.4 展　　望

从 20 世纪末至今，Comet-FISH 检测已经被证明是一种快速和相对简单的方法，可以测量各种不同细胞类型的基因特异性位点和整个染色体的 DNA 损伤和修复。理论上，只要有合适的探针，任何基因都可以被检测到。该检测方法的多功能性决定着它具有巨大的潜力，作为一种方法，可以在单个细胞水平对许多 DNA 损伤剂的反应水平评估特定基因区域及整体基因组的 DNA 损伤，这对基础科学研究和临床应用都有明确的意义。然而，这种检测方法的有效性在很大程度上依赖于对结果的正确分析和对检测条件下 DNA 运动动力学的准确理解。如果没有对这些方面的适当认识,从这个分析中生成的数据可能会被错误地解释或不可靠(McKenna 等,2008)。如许多研究者所承认的那样,Comet-FISH 分析有一定的局限性,因此在解释结果时必须谨慎,以确保得出正确的结论。显然有必要研究与 Comet-FISH 试验的验证和标准化相关的问题,最好是与其他用于测量基因和区域特异性 DNA 损伤、修复和核结构的技术进行比较。只有进行这样的试验,Comet-FISH 检测才能作为一种有价值和可靠的方法得到广泛的认可,从而发挥其在研究特定基因区域的 DNA 损伤和修复方面的潜力。

附:细胞荧光原位杂交检测序列特异性 DNA 损伤

1. 引言

荧光原位杂交(FISH)是一种在所有基因组中 DNA 定性、定量或相对定位分析的高分辨率(高达 1 kb)的非放射性原位杂交技术。其经常用于研究和临床诊断,以检测数字和结构染色体畸变。FISH 利用生物学的变性原理,使用荧光标记的 DNA 作为探针杂交到靶细胞中的互补序列(Pardue 等,1970;Pinkel 等,1986)。该试验包括通过随机的六核苷酸引物或缺口平移技术将荧光色素结合分子标记到探针 DNA 中,将标记的探针 DNA 和靶细胞 DNA 进行热变性;在特定条件下将变性的单链探针 DNA 与变性的靶细胞 DNA 杂交;小心浸洗杂交后的载玻片,以便消除与靶位点相似的某些区域非特异性杂交的探针 DNA,然后用荧光染料对细胞染色质进行复染。使用多个 FISH 探针能够在一个细胞中以多种颜色同时检测多个目标。重复探针可与重复的 DNA 如着丝粒或端粒序列杂交;单拷贝探针检测特定的染色体区域;而染色体涂染探针可以检测整个染色体或染色体臂(Baumgartner 等,2004;Swiger 等,1996)。

彗星试验是一种简单而敏感的在几乎所有类型的组织定量测量单细胞水平上 DNA 损伤和修复的技术(Swiger 等,1996)。将分离的细胞与熔化的琼脂糖混合,置于载玻片上,在高盐溶液中裂解,去除 DNA 外的大部分细胞内容物,最后电泳。然而,在大多数组蛋白被水解和核小体被破坏后,DNA 仍然是超螺旋的。这可能是由 DNA 延伸附着到核基质或骨架的残余物上引起的

(Cook 等,1976;Ostling 等,1984)。因此,人们普遍认为,这些蛋白水解后发现的超螺旋 DNA 环代表一定的结构域,每个结构域可以看作是一个离散的拓扑单元。在这种情况下,只有 DNA 链断裂能够松弛并延伸出超螺旋 DNA (Collins 等,2008)。这个松弛的(即受损的)DNA 被电泳,远离超级螺旋状的 DNA,朝向阳极,从而在电泳后形成一个延伸的、彗星状的 DNA 尾巴,而未受损的 DNA 被确定为一个头部区域(Collins 等,2008;Klaude 等,1996;Sipinen, 2010)。通过选择不同的 pH 条件(中性或碱性)进行电泳,可以定量不同的 DNA 损伤类型和敏感性水平(Albertini 等,2000)。

当用荧光标记的 DNA 探针对该电泳细胞基因组进行杂交时,单个细胞的 DNA 损伤或修复水平可以在单个基因或小到 10 kb 的特定基因组区域上进行测量。

Santos 等(1997)最初开发了第一套在电泳细胞上 FISH 的方案,以研究间期细胞的核超微结构及与核基质有关的染色体结构域和染色质纤维的 3D 行为。今天这种技术经常被称为 Comet-FISH(Rapp 等,2000)。一些研究团队已将该指标作为细胞中序列特异性 DNA 损伤和修复的生物标志物,以检测活跃转录基因如中的 *p53* 的选择性修复,包括癌(如膀胱癌或乳腺癌)细胞 (Kumaravel 等,2005;McKelvey-Martin 等,1998);暴露于辐射(Mosesso 等, 2010;Amendola 等,2006)和环境毒物(Park 等,2007;Glei 等,2007)的淋巴细胞;或暴露于化疗药物的肿瘤细胞(Arutyunyan 等,2005)。该技术还可以通过调整电泳和孵育(Fernández,2001)的 pH 条件来区分任何组织中(包括植物) DNA 单链和双链断裂(Menke 等,2000)。

然而,与传统的 FISH 试验相比,Comet-FISH 试验中,电泳 DNA 在热敏性琼脂糖基质中保持其 3D 状态。因此,这种脆弱的电泳 DNA 只能用碱溶液进行化学变性。杂交后,应该用较低强度的缓冲液清洗,并应该非常温和地对其进行处理。同时,需要较长的孵化时间,使溶液能穿透 3D 包埋在凝胶基质中的细胞(Glei 等,2009;Spivak 等,2009;Baumgartner 等,2009)。

2. 材料

2.1 DNA 探针制备

(1) 20×NaCl-枸橼酸钠(SSC)缓冲液：3 mol/L NaCl,300 mmol/L 枸橼酸钠,pH 7.1。

(2) 杂交反应混合物(10 mL,足以进行 1 000 次以上杂交试验)：在

15 mL 锥形管的侧边涂抹 1.43 g 硫酸葡聚糖，加入 7.86 mL 去离子化甲酰胺、1.55 mL 20×SSC 和 0.7 mL ddH_2O。将混合物加热至70℃，使硫酸葡聚糖溶解，用 10 mol/L NaOH 将 pH 调至 7.0。

(3) PN 缓冲液[含乙基苯基聚乙二醇(Non-ident P－40)的磷酸盐缓冲液]：准备 1 L 0.1 mol/L Na_2HPO_4 和 500 mL 0.1 mol/L NaH_2PO_4。加入少量 0.1 mol/L NaH_2PO_4(pH<4.5)来滴定 0.1 mol/L Na_2HPO_4(pH>9)，直到 pH 达到 8.0。滴加 0.05%(v/v) Non-ident P－40。

(4) 随机引物混合物：125 mmol/L Tris-HCl (pH 6.8)，12.5 mmol/L $MgCl_2$，25 mmol/L 2－巯基乙醇，750 μg/mL 寡脱氧核糖核酸引物[①]。

(5) DNA 聚合酶 Klenow 片段[①]。

(6) 核苷酸缓冲液：100 mmol/L dATP、100 mmol/L dGTP 和 100 mmol/L dCTP 各 5 μL，2.5 μL 的 1 mol/L Tris-HCl(pH 7.7)，0.5 μL 0.5 mol/L EDTA (pH 8.0)，232 μL ddH_2O 混合，形成 250 μL 的核苷酸缓冲液。三磷酸核苷的最终浓度各为 2 mmol/L，储存在－20℃条件下。

(7) 150 mmol/L dTTP。

(8) 标记的 dUTPs，如 Cy3－11－dUTP、Cy5－11－dUTP、fluorescein－11－dUTP 或 TexasRed－11－dUTP，浓度均为 0.4 mmol/L[②]。

(9) HumanCot－1 DNA。

(10) 鲑鱼精子 DNA。

(11) 糖原 20 mg/mL。

(12) 100%乙醇。

(13) 0.5 mol/L EDTA，pH 8.0。

(14) 100℃，热组合块。

(15) 37℃的水浴或培养箱。

2.2　载玻片准备

(1) 末端磨砂的显微镜载玻片。

(2) 能容纳几个显微镜载玻片的金属板。

(3) 可安装金属板的聚苯乙烯盒。

---

① 与单独购买这些试剂相比，购买随机引物试剂盒是获得随机引物混合物和高活性的 Klenow 聚合酶最可靠和最便宜的方法。我们使用 Invitrogen 生物标记系统，结果非常可靠。

② 强烈建议使用荧光标记的核苷酸，而不是检测核苷酸，如生物素－11－dUTP 或地高辛－11－dUTP，与核苷酸修饰的抗体。后者通常导致本底增加，探针的荧光强度下降，可能是由于细胞嵌入琼脂糖。

（4）水浴或热组合块设置在60℃。

（5）1%（w/v）正常熔点琼脂糖溶在 ddH_2O。

2.3 细胞琼脂糖包埋和裂解材料

（1）磷酸盐缓冲盐水（PBS）：137 mmol/L NaCl，2.75 mmol/L KCl，1.45 mmol/L KH_2PO_4，15.25 mmol/L Na_2HPO_4，pH 7.2。

（2）微型离心机（要求速度 $200\times g$）。

（3）0.5和1%（w/v）低熔点琼脂糖溶于PBS。

（4）60℃水浴或加热块。

（5）盖玻片（22 mm×50 mm）。

（6）玻片染色缸。

（7）碱性裂解液：2.5 mol/L NaCl，100 mmol/L EDTA，10 mmol/L Tris碱溶于 ddH_2O 中，室温下可保存2周。在使用之前，添加10%的DMSO（v/v）和1% TritonX-100（v/v），并在4℃下冷却1 h[①②]。

2.4 电泳

（1）水平电泳槽：这个电泳槽的大小决定了单个试验中使用的载玻片的数量及所需的电源类型。

（2）碱性电泳缓冲液：300 mmol/L NaOH，1 mmol/L EDTA溶 ddH_2O 中，用10 mol/L NaOH将pH调整至13.2。

（3）可达20 V和300 mA（平台可达0.8 V/cm，300 mA）的电源。

（4）50 mL塑料注射器。

（5）中和缓冲液：0.4 mol/L Tris-HCl溶 ddH_2O 中，pH调到7.5。

2.5 变性和杂交

（1）玻璃玻片染色缸。

（2）0.5 mol/L NaOH。

（3）70%乙醇、85%乙醇、100%乙醇。

---

① 加入DMSO可以清除血红蛋白裂解过程中释放的铁产生的反应性自由基。当使用没有血红蛋白的细胞/组织时，不需要添加DMSO。

② 早期的试验方案是使用阴离子洗涤剂肌酸钠裂解溶液。这对于成功的裂解是不必要的，4℃条件可能会导致裂解液的沉淀（Singh 等，1988）。

（4）恒温箱设置在37℃。

（5）钻石笔标记杂交区域。

（6）橡胶泥黏固胶①。

（7）保鲜膜，Parafilm©。

（8）内衬湿纸巾的可密封的塑料箱。

（9）在塑料箱内安装铁板。

2.6　洗涤和染色

（1）玻璃染色缸。

（2）水浴温度设置在37℃和45℃。

（3）30%去离子化甲酰胺溶在2×SSC，pH 7.0。

（4）0.2×SSC，pH 7.0。

（5）2×SSC，pH 7.0。

（6）抗荧光衰减溶液：0.223 g 1，4－二氮杂二环[2.2.2]辛烷，7.2 mL甘油，0.8 mL ddH_2O，2 mL 1 mol/L Trizma碱，pH 8.0。1 mL为1份，储存在－80℃条件下，避光。

（7）DAPI原液：4，6－二胺－2－苯基吲哚（4′，6－Diamidine－2－phenylindole，DAPI）溶在抗荧光衰减溶液中，终浓度为0.5 g/mL。

（8）YoYo－1碘化物存储液。

（9）盖玻片，22 mm×22 mm。

（10）指甲油。

2.7　镜检及图像分析

（1）装配有×40、×63、×100油物镜的落射荧光显微镜；一种能检测3～4种颜色的滤光片，如Cy3（激发波长：554 nm；发射波长：568 nm）；异硫氰酸荧光素（490 nm，525 nm）；DAPI（350 nm，470 nm）和只能通过电荷耦合器件摄像头看到红外荧光染料Cy5（649 nm；666 nm）；以及一个100 W的汞照明（HBO 100）灯泡。

（2）电荷耦合器件相机，建议使用的是电子倍增电荷耦合器件相机，分辨率为658×496像素。

---

①　强烈推荐使用Marabu公司生产的橡胶泥黏固胶Fixogum©；它是一种黏性液体。因为其他供应商的橡胶泥通常具有明显的液体形态，因此可能会渗漏到盖玻片下，干扰杂交混合物。

2.8 中性条件用于检测双链断裂的变更

（1）中性裂解液：30 mmol/L EDTA，0.5%十二烷基硫酸钠（SDS）（w/v）溶于 ddH_2O 中，用 1 mol/L NaOH 将 pH 调至 8.0。

（2）中性电泳缓冲液：90 mmol/L Tris 碱，90 mmol/L 硼酸，2 mmol/L EDTA 溶于 ddH_2O 中。用 1 mol/L NaOH 调整 pH 至 8.5。

2.9 用于精子分析时的变更

（1）2%（w/v）低熔点琼脂糖溶于 PBS 中。

（2）含 10 mmol/L 二硫苏糖醇的碱性裂解液。

（3）含 0.05 g/mL 蛋白酶 K 的碱性裂解液。

3. 方法

3.1 随机引物法制备 DNA 探针

请参阅注解[①②]了解本节的一般要求。

（1）制备 20 μL 随机引物溶液，其中包含 100 ng/μL 探针 DNA，2.25 μL 核苷酸缓冲液，10 μL 随机引物混合物，1.75 μL 荧光标记的 dUTP（见上文附件 2.1 节步骤 8），3.5 μL 条件下 dTTP。用吸管上下轻轻混合溶液[③]。

（2）将溶液在 100℃条件下煮沸 5 min。

（3）之后，将溶液迅速放入冰中冷却至室温。

（4）在 3 000×g 时短暂旋转。

（5）加入 0.5 μL 的 DNA 聚合酶Ⅰ Klenow 片段（40 U/μL），轻轻搅动试管并以 3 000×g 的速度短暂旋转。注意：不要涡旋混合物，因为 Klenow 聚合酶对涡旋很敏感。

（6）在 37℃的水浴或培养箱中培养反应 10～12 h。

（7）加入 2 μL 0.5 mol/L EDTA，pH 8.0 中止反应。储存在−20℃条件下直到下次使用。

---

① 多种 DNA 来源可用于通过随机引物制备探针 DNA：举几个例子，如通过标准碱液裂解法提取的细菌人工染色体/噬菌体人工染色体（BAC/PAC）克隆的 DNA；扩增的 DNA 序列的 PCR 产物或从流式分选的染色体中提取的整个染色体。

② 当探针 DNA 溶液被残留的 RNA 分子污染时，随机启动反应的困难就会发生。在使用 DNA 样本实施随机引物法之前，必须通过纯化和酶切程序消除 RNA。

③ 荧光染料标记的 dUTP 必须与 dTTP 的比例为 1∶2，以避免 Klenow 聚合酶的空间位阻。

3.2　载玻片准备

（1）用100%乙醇和火焰清洁显微镜载玻片。

（2）将1%（w/v）的正常熔点琼脂糖溶解在H_2O中，防止液体过量流出或过度蒸发。

（3）将熔化的琼脂糖放在60℃的水浴中。

（4）将载玻片浸入已熔化的1%正常熔点琼脂糖中。琼脂糖应该覆盖至少一半的载玻片。用纸巾擦拭载玻片背面，除去多余的琼脂糖。

（5）让载玻片在室温下干燥一夜。载玻片在室温下的密封盒中可保存7个月[①]。

3.3　细胞琼脂糖包埋和裂解

请参阅注解[②③]了解本节的一般要求。

（1）预告在大小合适的聚苯乙烯盒中放入冰块，其上再置一个金属板。

（2）将0.5%和1%的琼脂糖熔解，并将其放在热板上或60℃水浴中。

（3）从细胞培养、淋巴细胞分离或组织提取到的细胞稀释至$(1.5\sim3.0)\times10^4$个细胞/mL PBS浓液中。对于一个彗星载玻片，需要1 mL这种细胞悬液，即每次试验总共需要$(1.5\sim3.0)\times10^4$个细胞。

（4）室温下，以200×g将细胞悬液旋转5 min。

（5）丢弃上清液，用新鲜的PBS重悬细胞。重复步骤4和步骤5。

（6）弃去上清液，用100 μL PBS重悬。

（7）将细胞悬液与等量的1%低熔点琼脂糖溶液上下移动混合。注意：在混合过程中避免任何气泡，因为这可能导致DNA损伤。

（8）在预涂琼脂糖玻片（上文附件3.2节，步骤5）的中心快速滴加100 μL的琼脂糖细胞悬浮液，然后用盖玻片覆盖悬浮液。

（9）将载玻片放在冰冷的金属板上，让琼脂糖凝固约10 min[④]。

（10）琼脂糖凝固后，取下盖玻片，将载玻片垂直放置在装有冰冷的碱性

---

① 延长琼脂糖预涂载玻片的储存时间，可增加裂解或电泳时琼脂糖层分离的概率。

② 该方案对除精子外的任何真核细胞都同样有效（见3.9节）。

③ 在需要进行多次电泳的匹配试验中，必须保证温度、电压设置、孵育、裂解和电泳时间、电泳缓冲液体积和核酸染料的浓度/类型不发生变化。

④ 琼脂糖凝胶层的尺寸应与各自使用的盖玻片尺寸相匹配。凝胶不应该充满整个载玻片或包含任何气泡。

裂解液的玻片染色缸中，在4℃温度下孵育1 h[①]。小心地去除碱性裂解液，在盛有4℃的冰冷 ddH_2O 的玻片染色缸中清洗载玻片3次，每次15 min，清洗时不得摇动。确保在这些清洗步骤中琼脂糖层没有损坏[②]。

(11) 小心地将所有的载玻片从玻片染色缸转移到电泳槽，并将其放置在尽可能靠近阳极的位置，以确保所有载玻片相对于电极的位置相同。当载玻片太少而无法覆盖整个槽时，用空载玻片的充填间隙来允许电泳过程中有均匀的电流。

3.4 电泳

(1) 将冰冷的碱性电泳缓冲液倒入槽中，直到所有玻片都被薄薄的一层（约4 mm）缓冲液覆盖。盖上电泳槽。避免在载玻片顶部上出现气泡。为了防止低熔点琼脂糖在电泳过程中熔化，应将电泳槽置于4℃的冷室中。在电泳过程中，槽可以放在冰上或在4℃的封闭冰箱中[③]。

(2) 将载玻片在碱性电泳缓冲液中预孵育30 min，以解开DNA并诱导碱基不稳定位点的DNA断裂[④]。

(3) 电泳在0.75 V/cm恒定电压下进行30 min。电流应在300 mA左右，如果电流过高或过低，使用50 mL注射器分别去除或添加碱性电泳缓冲液[⑤]。

(4) 从电泳槽中取出所有玻片，用纸巾将玻片边缘沥干。

(5) 用中和缓冲液清洗载玻片3次，每次5 min。用 ddH_2O 小心冲洗载玻片。

3.5 变性和杂交

(1) 将载玻片在4℃的100%乙醇中浸泡至少2 h（载玻片在此步骤可保存数周）。

---

① 将裂解时间延长至8 h并不影响试验的成功。文献报道了较长的裂解时间，但我们认为，它显著增加了细胞丢失的概率。增加裂解时间时pH不应大于10.5。

② 在电泳过程中，裂解缓冲液中残留的盐迹会导致出现人工表达的彗星尾。因此，用 ddH_2O 对其进行很好的冲洗是必要的。

③ 一个均匀的、可控的电泳缓冲液层覆盖在载玻片上，这对于可重现的结果是至关重要的，因为即使电泳缓冲层体积的微小差异也会导致不同的电场强度，从而产生不一致的彗星尾长度。

④ 电泳前先在电泳缓冲液中孵育取决于所用的细胞悬液类型，孵育时间可为20～70 min。一般建议培养细胞和血样孵育的时间为30 min，这也是我们实验室的标准。较短的孵育周期可降低对照细胞的背景DNA损伤水平，同时降低暴露细胞DNA损伤检测的敏感性。

⑤ 在电泳过程中改变电源的电流会导致彗星尾的急剧增加或减少。按照国际相关指南的要求，使结果有良好的可重复性。未暴露于DNA损伤剂的细胞（对照细胞）应该有5%～12%的DNA在彗星尾上，并且彗星尾长度不超过15～25 μm（Tice等，2000）。

（2）从乙醇中移出载玻片，让乙醇完全蒸发。

（3）要使DNA变性，将载玻片在0.5 mol/L NaOH中室温孵育30 min[①②]。

（4）用1×PBS清洗载玻片，并将载玻片依次在70%、85%、100%的乙醇中浸泡脱水，室温下各放置2 min。

（5）将每张玻片的边缘用擦镜纸擦干，沥干多余的乙醇，然后让凝胶在空气中风干2~4 h，直到乙醇完全蒸发。

（6）与此同时，通过组合10 μL的标记DNA探针、10 μL 1 mg/mL Cot－1 DNA，和10 μL 10 mg/mL鲑鱼精子DNA制备杂交混合液。加入1 μL糖原和90 μL 100%乙醇沉淀DNA，然后将样品在－80℃条件下放置1 h，在9 000×g下旋转试管30 min。去除所有上清液，用70%乙醇洗涤沉淀物。

（7）将试管倒置放置在纸巾上，然后空气风干沉淀物[③④]。

（8）加3 μL ddH_2O到沉淀物中，用力涡旋，直到沉淀物完全溶解。最后，加入杂交混合液，完成杂交混合。

（9）杂交混合物在75℃预热的水浴中变性10 min，然后在37℃预退火孵育30 min。

（10）在载玻片上加20 μL的杂交混合液，用22 mm×22 mm的盖玻片覆盖，并在盖玻片周围涂上橡胶泥黏固胶（Fixogum）封住盖玻片。

（11）在37℃的加湿塑料盒里，在暗室里将DNA探针与电泳的染色质杂交24~48 h[⑤⑥]。

---

① 传统的FISH方案是通过加热使附着在玻片上的细胞中的DNA变性。由于Comet-FISH电泳时细胞被包埋在低熔点琼脂糖中，在常规FISH试验中的DNA变性的温度下（如73℃，75%甲酰胺），这种低熔点琼脂糖会发生熔解，因此宜使用化学变性代替。

② DNA的变性程度与GC核酸碱基、单价阳离子、所有DNA双链的伸展度及DNA暴露在碱性条件下的时间有关。在此背景下，用0.5 mol/L NaOH电拉伸DNA在室温条件下变性30 min成为大多数实验室的标准。超过这些变性条件很容易导致杂交背景显著增加，这是由高度压缩的DNA结构的解开造成的。然而，如果变性不够充分，DNA可能变性不够，从而导致杂交信号降低甚至没有杂交信号。

③ 由高度重复的序列（如着丝粒DNA）制成的DNA探针，在超过总基因组DNA 50~100倍的情况下进行杂交。对于包含基因组特定区域的独特序列的DNA探针，杂交试验是用类似数量的多余Cot－1 DNA进行的。Cot－1 DNA由DNA片段组成，大小约为50 300 bp，高度富集了重复的着丝粒序列和中间重复序列，如Kpn家族和Alu家族。这些高度重复的片段几乎存在于所有的基因组DNA片段中，从中构建DNA探针。在杂交过程中，这些高度重复的序列退火到互补基因组DNA分布在整个基因组。这可能导致在没有添加Cot－1 DNA的情况下，杂化DNA探针具有相同强度的背景（Wienberg等，1997）。

④ 对于着丝粒和端粒FISH探针，如果探针内重复序列的相对数量有限，通常只包含相对重复的小卫星，则不添加Cot－1 DNA，也不预退火探针DNA。否则，探针DNA的重复序列会被Cot－1 DNA阻断。

⑤ 杂交时间取决于FISH探针的序列复杂性。当检测到基因或整个染色体时，FISH探针包含一个独特序列的数目，基因需要孵育24 h而整个染色体需要孵育72 h。然而，端粒、着丝粒或周缟卫星探测器只需要4~6 h的孵化时间。

⑥ 改变杂交温度（37~41℃）可以用于区分FISH探针中直接相关的重复序列。

3.6 洗涤和染色

本节的一般要求见注解①②。

（1）用镊子小心地移除密封胶泥，取出盖玻片，然后将载玻片放入 PN 缓冲液中孵育，直到盖玻片脱落（通常需要 5~10 min）。

（2）在 2×SSC 缓冲液中，在 45℃下，用 30%甲酰胺洗涤载玻片 30 min③④。

（3）在 37℃条件下，在 2×SSC 缓冲液中洗涤载玻片 3 次，每次 10 min。

（4）在 45℃条件下，在 0.2×SSC 缓冲液中洗涤载玻片 5 min。用纸巾小心地吸出多余的液体，然后风干载玻片。使用抗荧光衰减储备液 1∶10 000 稀释的 YoYo－1 碘化物 20 μL 或 DAPI 来染色 DNA。用盖玻片盖住载玻片，最后用传统的指甲油密封⑤。

3.7 量化

目前，还没有人工或计算机系统来量化 Comet-FISH 的结果。然而，每个单细胞可以首先通过肉眼分析它们在彗星尾部的 DNA 数量，然后对在彗星尾部或头部检测到的 FISH 结构域进行评分。通常细胞根据彗星尾部 DNA 的数量分为 0~4 五级：

（1）0 级：0~5%的 DNA 在彗星尾部（未损坏的细胞有一个暗淡的彗星尾巴）。

（2）1 级：5%~20%的 DNA 在彗星尾部（低等级伤害）。

（3）2 级：20%~40%的 DNA 在彗星尾部（中等伤害）。

---

① 与传统的 FISH 试验相比，将 FISH 应用于包埋于琼脂糖中的电泳细胞需要更多的时间让所有洗涤液穿透琼脂糖层。因此，需要更长的孵化时间。

② 洗涤效率与 SSC 浓度成反比。SSC 的浓度越低，效率越高。浓度不要低于 0.1×SSC，因为此时成功杂交的 DNA 探针可能会被移除。洗涤效率（严密度）的准确计算，可以从 DNA 熔化温度（Tm）中减去洗涤温度（Tw）。如下式 $\Delta T = Tm - Tw$。减少 ΔT 与增加洗涤效率成正比（Maniatis 等，1982）。计算熔解温度（Tm）可采用以下公式：$Tm = 81.5℃ + 16.6\log[Na^+] + 0.41(\%GC) - 0.63(\%甲酰胺) - (600/长度)$。式中，$[Na^+]$为 Na^+浓度；%GC 表示探针 DNA 序列中鸟嘌呤和胞嘧啶碱基的百分比；%甲酰胺表示甲酰胺在溶液中的占比（体积）；长度表示被混合的 DNA 探针的长度（假定 GC 含量为 55%），在没有甲酰胺的情况下使用 600 bp DNA 探针的例子。

③ 购买甲酰胺后，立即分装为 50 mL 为 1 份，并在－20℃条件下储存以避免变质。

④ 使用甲酰胺会导致凝胶从载玻片上滑落。在较低（甚至不含）甲酰胺浓度的洗涤缓冲液中，较长的孵育期可以防止这一问题。

⑤ 在紫外线照射几分钟后，FISH 探针的荧光信号和 DNA 染色的褪色是由抗荧光衰减溶液的氧化引起的。抗荧光衰减溶液的氧化性可以通过溶液的颜色由清变褐来识别，氧化性主要是由于抗荧光衰减溶液在室温下存放时间过长而引起的。因此，一定要在－20℃条件下保存抗荧光衰减溶液，并经常注意保持新鲜，以获得最佳的信号强度。

(4) 3 级：40%~95%的 DNA 在彗星尾部(高强度伤害)。

(5) 4 级：>95%的 DNA 在彗星尾部(全部损失)。

对于 50 个记分的细胞，总体得分(50 个细胞的总和)将在 0~200 个任意单位。

3.8　适用于中性彗星试验的变更

与附件 3.3 节和附件 3.4 节中所述的碱性彗星试验方案相比，有 4 种变化：

(1) 步骤 10，附件 3.3 节中，用中性裂解液代替碱性裂解液进行细胞裂解。

(2) 在步骤 1~5，附件 3.4 节中，使用中性电泳缓冲液代替碱性电泳缓冲液进行孵育和电泳。

(3) 在步骤 3，附件 3.4 节中，电泳时使用 1 V/cm 的电压。

(4) 跳过第 5 步，附件 3.4 节中的洗涤步骤。

3.9　适用于精子彗星试验的变通

与附件 3.3 节和附件 3.4 节中所述的碱性彗星试验方案相比，有 3 个改变：

(1) 在步骤 7 中，附件 3.3 节将精细胞悬液与 2%低熔点琼脂糖溶液混合，而不是 1%低熔点琼脂糖溶液。

(2) 步骤 10 中，附件 3.3 节用 10 mmol/L 二硫苏糖醇补充碱性裂解液，4℃孵育 1 h，然后用 0.05 g/mL 蛋白酶 K 配制碱性裂解液，4℃ 条件下孵育 1 h。

(3) 在步骤 3 中，附件 3.4 节，电泳载玻片 20 min。

本章参考文献

Albertini RJ, Anderson D, Douglas GR, et al., 2000. IPCS guidelines for the monitoring of genotoxic effects of carcinogens in humans. International Programme on Chemical Safety. Mutat. Res., 463(2): 111-172.

Amendola R, Basso E, Pacifici PG, et al., 2006. Ret, Abl1 (cAbl) and Trp53 gene fragmentations in Comet-FISH assay act as in vivo biomarkers of radiation exposure in C57BL/6 and CBA/J mice. Radiat. Res., 165(5): 553-561.

Arutyunyan R, Gebhart E, Hovhannisyan G, et al., 2004. Comet-FISH using peptide nucleic acid probes detects telomere repeats in DNA damaged by bleomycin and mitomycin C proportional to general DNA damage. Mutagenesis, 19(5): 403－408.

Arutyunyan R, Rapp A, Greulich KO, et al., 2005. Fragility of telomeres after bleomycin and cisplatin combined treatment measured in human leukocytes with the Comet-FISH technique. Exp. Oncol., 27(1): 38－42.

Baumgartner A, Cemeli E, Laubenthal J, et al., 2009. The comet assay in sperm-assessing genotoxins in male germ cells. London: Royal Society of Chemistry.

Baumgartner A, Schmid TE, Cemeli E, et al., 2004. Parallel evaluation of doxorubicin-induced genetic damage in human lymphocytes and sperm using the comet assay and spectral karyotyping. Mutagenesis, 19(4): 313－318.

Bock C, Rapp A, Dittmer H, et al., 1999. Localisation of specific sequences and DNA single-strand breaks in individual UV-A irradiated human lymphocytes by Comet-FISH. Prog. Biomed. Opt. SPIE., 3568: 207－217.

Collins AR, 2004. The comet assay for DNA damage and repair: principles, applications, and limitations. Mol Biotechnol, 26(3): 249－261.

Collins AR, Oscoz AA, Brunborg G, et al., 2008. The comet assay: topical issues. Mutagenesis, 23(3): 143－151.

Cook PR, Brazell IA, 1976. Conformational constraints in nuclear DNA. J. Cell Sci., 22(2): 287－302.

Escobar PA, Smith MT, Vasishta A, et al., 2007. Leukaemia-specific chromosome damage detected by comet with fluorescence *in situ* hybridization (comet-FISH). Mutagenesis, 22(5): 321－327.

Evans MK, Taffe BG, Harris CC, et al., 1993. DNA strand bias in the repair of the p53 gene in normal human and xeroderma pigmentosum group C fibroblasts. Cancer Res., 53(22): 5377－5381.

Fernández JL, Vázquez-Gundin F, Rivero MT, et al., 2001. DBD-fish on neutral comets: simultaneous analysis of DNA single- and double-strand breaks in individual cells. Exp. Cell Res., 270(1): 102－109.

Ford JM, Lommel L, Hanawalt PC., 1994. Preferential repair of ultraviolet light-induced DNA damage in the transcribed strand ofthe human p53 gene. Mol. Carcinog., 10(2): 105－109.

Glei M, Hovhannisyan G, Pool-Zobel BL, 2009. Use of Comet-FISH in the study of DNA damage and repair: review. Mutat. Res., 681(1): 33－43.

Glei M, Schaeferhenrich A, Claussen U, et al., 2007. Comet fluorescence *in situ* hybridization analysis for oxidative stress-inducedDNAdamage in colon cancer relevant genes. Toxicol. Sci., 96(2): 279－284.

Glei M, Schlörmann W, 2014. Analysis of DNA damage and repair by comet fluorescence *in situ* hybridization (Comet-FISH). Methods Mol Biol, 1094: 39－48.

Groth A, Rocha W, Verreault A, et al., 2007. Chromatin challenges during DNA replication and repair. Cell, 128(4): 721－733.

Harreus UA, Kleinsasser NH, Zieger S, et al., 2004. Sensitivity to DNA-damage induction and chromosomal alterations in mucosa cells from patients with and without cancer of the oropharynx detected by a combination of Comet assay and fluorescent *in situ* hybridisation. Mutat. Res., 563(2): 131 - 138.

Horváthová E, Dusinská M, Shaposhnikov S, et al., 2004. DNA damage and repair measured in different genomic regions using the Comet assay with fluorescent *in situ* hybridization. Mutagenesis, 19(4): 269 - 276.

Hovhannisyan G, Rapp A, Arutyunyan R, et al., 2005. Comet-assay in combination with PNA-FISH detects mutagen-induced DNA damage and specific repeat sequences in the damaged DNA oftransformed cells, Int. J. Mol. Med., 15(3): 437 - 442.

Klaude M, Eriksson S, Nygren J, et al., 1996. The comet assay: mechanisms and technical considerations. Mutat. Res., 363(2): 89 - 96.

Knöbel Y, Glei M, Weise A, et al., 2006. Uranyl nitrilotriacetate, a stabilized salt ofuranium, is genotoxic in nontransformed human colon cells and in the human colon adenoma cell line LT97. Toxicol. Sci., 93(2): 286 - 297.

Knöbel Y, Weise A, Glei M, et al., 2007. Ferric iron is genotoxic in non-transformed and preneoplastic human colon cells. Food Chem. Toxicol., 45(5): 804 - 811.

Kumaravel TS, Bristow RG, 2005. Detection of genetic instability at HER - 2/neu and p53 loci in breast cancer cells sing Comet-FISH. Breast. Cancer Res. Treat., 91(1): 89 - 93.

Maniatis T, Fritsch EF, Sambrook J, 1982. Molecular cloning: a laboratory manual. New York: Cold Spring Harbor Laboratory.

McKelvey-Martin VJ, Ho ET, McKeown SR, et al., 1998. Emerging applications of the single cell gel electrophoresis (Comet) assay. I. Management of invasive transitional cell human bladder carcinoma. II. Fluorescent *in situ* hybridization Comets for the identifi cation of damaged and repaired DNA sequences in individual cells. Mutagenesis, 13(1): 1 - 8.

McKenna DJ, Doherty BA, Downes CS, et al., 2012. Use of the comet-FISH assay to compare DNA damage and repair in p53 and hTERT genes following ionizing radiation. PLoS One, 7(11): e49364.

McKenna DJ, Gallus M, McKeown SR, et al., 2003a. Modification of the alkaline Comet assay to allow simultaneous evaluation of mitomycin C-induced DNA cross-link damage and repair ofspecific DNA sequences in RT4 cells. DNA Repair, 2(8): 879 - 890.

McKenna DJ, McKeown SR, McKelvey-Martin VJ, 2008. Potential use of the Comet assay in the clinical management of cancer. Mutagenesis, 23(3): 183 - 190.

McKenna DJ, Rajab NF, McKeown SR, et al., 2003b. Use of the Comet-FISH assay to demonstrate repair of the p53 gene region in two human bladder carcinoma cell lines. Radiat. Res., 159(1): 49 - 56.

McKeown SR, Robson T, Price ME, et al., 2003. Potential use of the alkaline comet assay as a predictor of bladder tumour response to radiation. Br. J. Cancer, 89(12): 2264 - 2270.

Menke M, Angelis KJ, Schubert I, 2000. Detection of specific DNA lesions by a combination of comet assay and FISH in plants. Environ. Mol. Mutagen., 35(2): 132 - 138.

Mondal M, Guo J, 2017. Comet-FISH for ultrasensitive strand-specific detection of DNA damage in single cells. Methods Enzymol, 591: 83 - 95.

Mosesso P, Palitti F, Pepe G, et al., 2010. Relationship between chromatin structure, DNA damage and repair following X-irradiation of human lymphocytes. Mutat. Res., 701(1): 86 - 91.

Ostling O, Johanson KJ, 1984. Microelectrophoretic study of radiation-induced DNA damages in individual mammalian cells. Biochem. Biophys. Res. Commun., 123(1): 291 - 298.

Pardue ML, Gall JG, 1970. Chromosomal localization of mouse satellite DNA. Science., 168(3937): 1356 - 1358.

Park E, Glei M, Knöbel Y, et al., 2007. Blood mononucleocytes are sensitive to the DNA damaging effects of iron overload-in vitro and ex vivo results with human and rat cells. Mutat. Res., 619(1 - 2): 59 - 67.

Pinkel D, Straume T, Gray JW, 1986. Cytogenetic analysis using quantitative, high-sensitivity, fluorescence hybridization. Proc. Natl. Acad. Sci. USA, 83(9): 2934 - 2938.

Rajab NF, McKelvey-MartinVJ, 1999. Preferential rejoining of g-radiation induced DNA-strand breaks in the p53 domain ofJ82 bladder carcinoma cells. Mutagenesis, 14: 649 - 650.

Rapp A, Bock C, Dittmar H, et al., 2000. UV-A breakage sensitivity of human chromosomes as measured by COMET-FISH depends on gene density and not on the chromosome size. J Photochem Photobiol B, 56(2 - 3): 109 - 117.

Santos SJ, Singh NP, Natarajan AT, 1997. Fluorescence *in situ* hybridization with comets. Exp. Cell Res., 232(2): 407 - 411.

Schaeferhenrich A, Beyer-Sehlmeyer G, Festag G, et al., 2003a. Human adenoma cells are highly susceptible to the genotoxic action of 4 - hydroxy - 2 - nonenal. Mutat. Res., 526(1 - 2): 19 - 32.

Schaeferhenrich A, Sendt W, Scheele J, et al., 2003b. Putative colon cancer risk factors damage global DNA and Tp53 in primary human colon cells isolated from surgical samples. Food Chem. Toxicol., 41(5): 655 - 664.

Singh NP, McCoy MT, Tice RR, et al., 1988. A simple technique for quantitation of low levels of DNA damage in individual cells. Exp. Cell Res., 175(1): 184 - 191.

Sipinen V, Laubenthal J, Baumgartner A, et al., 2010. In vitro evaluation of baseline and induced DNA damage in human sperm exposed to benzo[a]pyrene or its metabolite benzo[a]pyrene - 7, 8 - diol - 9, 10 - epoxide, using the comet assay. Mutagenesis, 25(4): 417 - 425.

Spivak G, Cox RA, Hanawalt PC, 2009. New applications of the Comet assay: Comet-FISH and transcription-coupled DNA repair. Mutat. Res., 681(1): 44 - 50.

Swiger RR, Tucker JD, 1996. Fluorescence *in situ* hybridization: a brief review. Environ. Mol. Mutagen., 27(4): 245 - 254.

Tice RR, Agurell E, Anderson D, et al., 2000. Single cell gel/comet assay: guidelines for in vitro and in vivo genetic toxicology testing. Environ Mol. Mutagen., 35(3): 206 - 221.

Wienberg J, Stanyon R, 1997. Comparative painting of mammalian chromosomes. Curr Opin Genet Dev., 7(6): 784 - 791.

第 5 章
高通量彗星试验

5.1 引　言

由 Ostling、Johanson 于 1984 年最初建立的彗星试验的基本方法是一种敏感和相对简单的 DNA 损伤检测方法，不需要复杂的仪器。后来被 Tice 和他的同事进行了改进和使其标准化(Singh 等，1988)。制作流程详见第二章 2.4.3(图 2.1)：其中，第一层为正常熔点的支撑琼脂糖凝胶，第二层为低熔点琼脂糖与细胞的混合物，将其滴加到第一层支撑凝胶上，然后在其上覆盖一层低熔点琼脂糖凝胶。每滴加一层凝胶上都需要放置一次盖玻片，待凝胶凝固后，再移除盖玻片。每次每张载玻片上仅能放置一个样品，这些操作不容易实现自动化和规模化。近年来，有研究者提出了各种简化和修改的方案。例如，将凝胶层的数量从三层减少到一层，引入其他支撑物或用其他玻片形式替代显微镜载玻片或完全不用盖玻片。这些修改使分析更易于自动化和高通量(high throughput，HT)。其他创新改良不但涉及彗星试验的分析部分，而且涉及包括细胞培养、体外暴露于遗传毒物的方式以及对体内暴露动物的样品的处理和储存等环节。各种形式的高通量方法已经出现，其可使一次试验可处理的样品数量从一天最多 40 个增加到至少 1 200 个(Gutzkow 等，2013)。这是十分有意义的，因为它节省了时间和金钱，且可应用于其他类型的试验，如分析从动物在体暴露后的多种组织和大型生物监测研究。

一项关于体内的彗星试验的方案现在已经由 OECD 批准(OECD，2016；Pant 等，2014)。此外，欧洲食品安全局(European Food Safety Authority，EFSA)发布了《体内碱性彗星测定报告的最低接受标准》(EFSA，2012)。然而，这些方案并未包括或讨论对高通量的修改。欧盟关于化学品及其安全使用的法规 *REACH*(EC1907/2006)规定，化工企业必须对每年生产 100 吨以上的化学品对健康和环境的毒性影响进行测试，这一任务将受益于高通量方法。对于检测体内特定器官的遗传毒性，几乎没有任何可替代彗星试验的方法(OECD，2016)。因此，显然需要可靠和有效的高通量彗星试验,最好其具有一定程度的自动化性能。

本文回顾了在过去 20 年中出现的最相关的高通量彗星分析系统,并简要讨论了它们的主要特征。同时,简要讨论了一些需要进一步评估的方法,这些方法还不能提高通量,但似乎对高通量有潜在的影响。

5.2 彗星试验的改进与高通量彗星试验类型

除了避免费力的两层或三层琼脂糖凝胶夹层和盖玻片的使用,高通量彗星试验采取几条途径: ① 修改玻璃格式;② 聚酯薄膜代替载玻片;③ 细胞生长和凝胶形成均在多微孔板进行;④ 采用更先进的技术,包括细胞微阵列和微流体。

5.2.1 玻璃载玻片上的多样品微凝胶

Collins 和同事(Shaposhnikov 等,2010)开发了一种基于标准玻片上的微缩片的格式,采用特制的铝/塑料支架将硅胶垫片夹在玻片上(图 5.1)。细胞琼脂糖样本被添加到 12 个孔的每一个孔中,并可接受不同的损伤特异性核酸内切酶或其他特殊处理,如使用相同的载玻片,使用不同 DNA 探针进行 FISH 染色。此外,该单元在细胞提取物的 DNA 修复能力的研究中也有特殊的应用。最近,12 孔凝胶玻片格式被用于评估癌症患者和健康对照组冷冻组织中碱基切除修复和核苷酸切除修复能力的方法(Slyskova 等,2014)。大多数电泳槽能容纳 10~20 个载玻片,因此在一次试验中运行 100 个样品是很容易的。

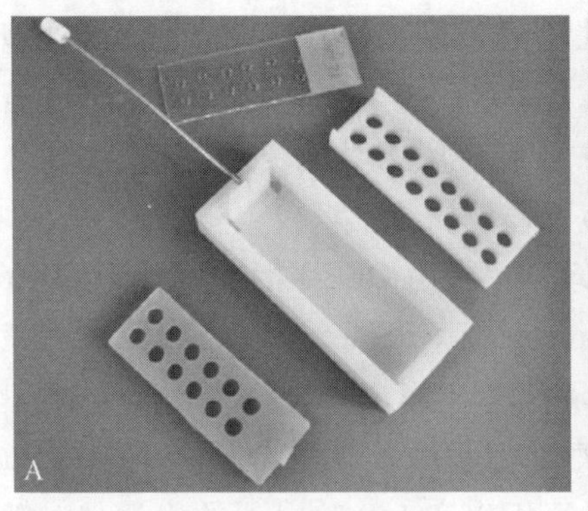

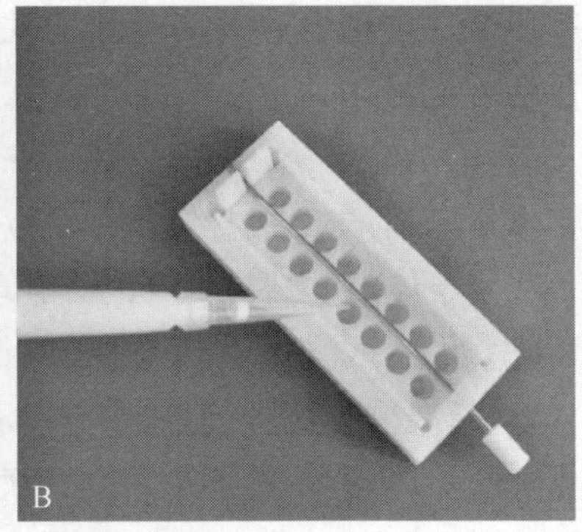

图 5.1 使用硅胶垫片进行孵育。垫片大小与载玻片相同,有 12 个直径 6 mm 的孔(A)。在孵育时,垫片被放置在玻片上,孔位于凝胶上方,并由腔内的有弹性的钢钉在轻压下保持。溶液通过孔涂在凝胶上(B)

5.2.2　玻璃表面放置更多样品

Lemay 和 Wood(1999)描述了第一个彗星试验商用试剂盒。在经过专有技术处理的玻片上的区域提供多个凝胶样品的固定,并且有疏水间隔来分隔邻近的样品(TrevigenCometSlide™),手工添加样品,玻璃板处理和电泳的方式与传统的分析相同。最近,同一供应商提供了拥有96个样品的更大的玻片(图5.2)。尽管凝胶的小尺寸减小了化学物质的消耗,但是这种载玻片相当昂贵,大大增加了试验的总成本。一些研究采用了 $4\times5=20$ 样本的格式(Reelfs 等,2011;Yuan 等,2012;Jackson 等,2013),但是新的玻璃格式(如96孔版本)与标准方法相比似乎还没有得到系统验证。Jackson 等(2013)利用 IMSTAR™Pathfinder 智能分析系统成功地对20孔的 Trevigen CometSlide™ 专用玻片进行自动评分。

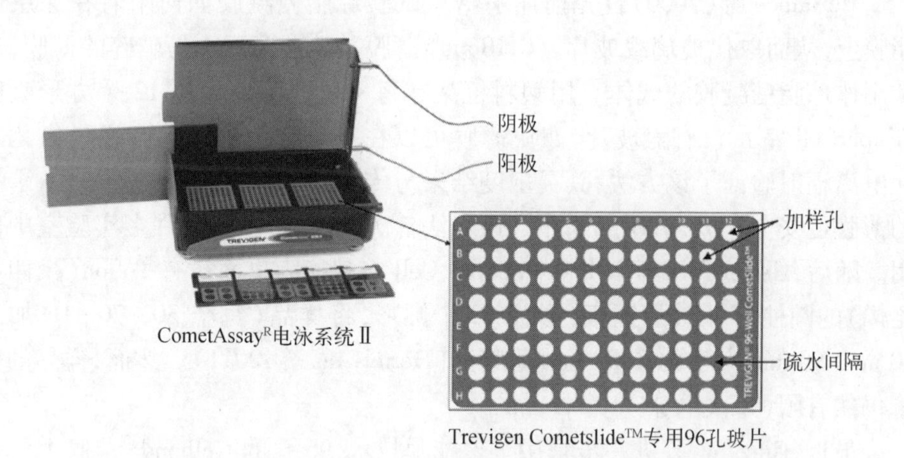

图5.2　Trevigen CometSlide™ 专用96孔玻片电泳系统

Ritter 和 Knebel(2009)描述了一个包括20个样本的系统,这些样本在玻璃载玻片上均匀布点(原型彗星载玻片,正在申请专利)。Ritter 和 Knebel 采用自己开发的自动系统评分;对包括了20个样本的系统的原理和功能做了较详细的介绍,但没有提供关于该软件和其他彗星试验用户的潜在可用性的进一步信息。作者描述了该系统的高再现性,并认为它适合于更高通量的遗传毒性检测。

Zhang 等(2011)也描述了每个玻璃载玻片增加样品数量的方法,他们将透明的聚氯乙烯塑料薄膜片分置在一个标准的载玻片(无盖玻片)上,载玻片上可放置5个或更多的样品(20 μL 琼脂糖/细胞混合物),见图5.3。Zhang 等研究褪黑激素对紫外线B诱导的龙胆原生质体DNA损伤的修复作用。作者认为，与传统的检测方法相比，该方法灵敏度较高，而且使用方便。然而，并没有进一步的验证报告。

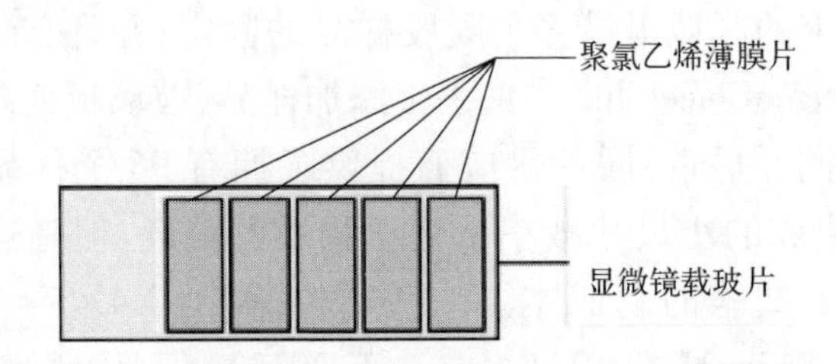

图 5.3 分置在标准的载玻片的聚氯乙烯塑料薄膜片

5.2.3 聚酯薄膜取代玻璃

McNamee 等(2000)首先描述了彗星试验琼脂糖凝胶如何附着在涂层聚酯膜上，从而取代玻璃载玻片。GelBond®薄膜是一种薄而不易破碎的薄膜，通常用作琼脂糖凝胶的载体。用塑料框架在每一块薄膜上模压12个方形凝胶(SuperCell 室)，没有盖玻片，四块薄膜可以在一个容器中电泳。用过氧化氢和电离辐射验证了该方法，其灵敏度结果与传统测定方法相似。记分后，干燥的薄膜可安全存放，占用空间小。该方法首次发表后，已经在许多实验室中使用。随后，Hertel-Aas 等一次性将 Super Cell 室替换为里面衬有 Teflon(聚四氟乙烯)的圆柱形开口的铜板，形成12个圆形，将样品(每个30~70 μL)加至70 mm×90 mm 大小的 GelBond®薄膜上(Hertel-Aas 等，2011)。然而，样品的数量仍然有限(每次电泳48个样品)。

最近，Gutzkow 等进一步采用了聚酯膜技术，96孔的 Gelbond®薄膜上可容纳96个微凝胶，但没有使用模具、孔或分隔表面(Gutzkow 等，2013)。这是可能的，因为少量凝胶(3~6 μL)液滴加入冷膜表面可形成均匀的透镜状圆盘(Gutzkow 等，2013)。琼脂糖/细胞样品用多头移液器滴加；模板用于定位每个样品的中心。这些样品(微格)在几秒钟内就会沉淀在寒冷的表面上。Ostling 和 Johanson(1984)称他们的技术为微电泳研究，我们使用“微凝胶”这个术语，因为它们不是现在分子凝胶电泳中经常使用的微观尺度。在彗星试验的所有阶段，薄膜都被切割成标准微量滴定板的大小，并附着在塑料框架上，以方便操作和保护凝胶(Gutzkow 等，2013)。作者已经在3个电泳槽中平行处理了1200个样品，每个电泳槽装有4块薄膜。处理(每个样品)总的时间(但不包括评分)仅为玻璃载玻片的1/10~1/5(Gutzkow 等，2013)。该系统已通过电离辐射诱导每个细胞的特定数量的DNA链断裂进行验证，并且验证了96-微凝胶格式在检测DNA损伤方面与基于玻片的标准检测方法具有相同的灵敏度和动态范围（McNamee等，2000）。为了检测碱基损伤，可将平行的胶膜浸入适当的DNA修复内切酶溶液中，如修复氧化嘌呤的Fpg，或修复紫外线诱导的损伤的T4 endo Ⅴ。硅胶垫圈和无底的微量滴定孔板可以用于化学品或酶处理的各个样品，其处理方式与玻璃微凝胶系统非常相似（Shaposhnikov等，2010）。评分可以采用半自动系统（Comet assay Ⅳ），也可以采用ImstarPathfinder™MLA全自动系统（法国巴黎）。这是一种简单、通用、低成本的高通量格式，已将其用于多种细胞类型和组织。特别重要的是，样品永远不会从胶膜表面脱落，即使在延长裂解时间（达数周）后这一点在现场采样时是非常有意义的。样品的机器人应用可以实现样品的精确定位，方便自动评分。微凝胶系统可以实现所有步骤的全自动化，包括样品的添加和薄膜的处理。

5.3　先进的尖端技术

近年来出现了几种更先进的格式。Stang和Witte（2009）开发了一种特殊的含有琼脂糖的底板的96孔板格式，细胞附着其上；可用于细胞培养和化学物暴露。该板可在彗星试验之前整合生存能力试验，提供细胞状态有价值的信息。细胞处理后，可将底板从腔室结构中分离出来，并进行标准彗星分析。最初开发时适用于黏附贴壁细胞，不需要分离和收集细胞，彗星试验可以在细胞暴露后立即运行。根据细胞类型，在暴露之前，细胞需要长达16 h附着在多室板上。在1 d内可以完成400个样品的处理。使用甲基甲磺酸酯（methyl methanesulfonate，MMS）和H_2O_2处理细胞进行验证，并与半自动系统的结果进行比较。然而，在此次评估中使用的最大DNA损伤水平相对较低（%彗星尾DNA不超过45%）。根据我们的经验，自动评分系统可能无法准确识别和测量严重受损的细胞，导致灵敏度和动态范围降低。然而，Stang和Witte（2010）的系统将细胞暴露、彗星试验和评分整合在一起，显著提高了通量。虽然似乎涉及一些手动操作，但该系统值得命名为高通量。

Engelward和他的同事描述了一种非常有趣的方法，将单个细胞包埋在GelBond®薄膜上的琼脂糖阵列中（Wood等，2010）。尺寸为19～54 μm的微孔使用微加工印记技术制备；细胞被添加到微孔中，并通过重力作用（0.5～1 h）

俘获一定数量的细胞(1~10个)。在加入琼脂糖填充微孔之前,将未捕获的细胞抽吸并冲洗掉。这些阵列可以固定在一个无底的微量滴板上,在加入琼脂糖之前或之后对96孔中的每个孔的细胞进行特定的化学处理。裂解后,可将不同的酶或修复抑制剂滴加于微孔中的类核上,以测量不同类型的DNA损伤及其修复。这项技术减少了彗星重叠的问题,此外,细胞处于一个焦平面上,有利于细胞的定位和自动评分。这个被命名为彗星芯片(CometChip)的概念有几个优点:① 可有效地分析细胞群的DNA损伤(Wood等,2010)。② 既适用于非黏附细胞,又适用于黏附细胞。发明者认为,这种阵列可以大规模生产,而且试验方法简单。然而,CometChip似乎比传统方法在技术上要求更高,而且细胞的应用也更耗时。CometChip的一些验证已被报道(Weingeist等,2013),最近同一作者使用它来分析5种类型的纳米颗粒的遗传毒性(Watson等,2014)。

Mercey等(2010)开发了一种原位彗星分析底物。一个3D琼脂糖层被共价结合到一个载玻片上,并被微缩成特定尺寸的结构。极化细胞在这些结构中保持它们的极性和分化状态。900 μm的显微图谱用于分析甲基甲磺酸的遗传毒性,然后进行标准的彗星分析。用共聚焦显微镜进行评分。结果表明,该方法适用于高通量细胞毒性和遗传毒性的筛选,并具有自动评分功能。这是一种有趣的方法,有可能用于高通量测试,但它在技术上有很高的要求,要成为一种普遍可用的彗星试验可能还有很长的路要走。这种操作在技术上似乎比其他形式的高通量彗星分析更具挑战性,而且自2010年首次提出该方法以来,似乎没有后续的研究。

Li等(2013)最近描述了一种基于微流控芯片的新概念。在一个单一的玻片上放入100个琼脂糖通道,每个通道高为20 μm、宽为×20 μm、长20 mm。细胞(10 000个)被引入这些通道,像常规试验一样接受彗星分析。电泳是垂直于通道进行的。由于细胞沿着通道精确定位,它们的彗星尾可以被有效地分析。这种极吸引人的方法有很大的潜力,但迄今既没有得到验证,又没有发展成一种标准化的彗星试验。

5.4 细胞处理和样品处理

细胞样本的有效处理是高通量试验的重要组成部分,无论细胞是在体外培养和处理的还是来自体内试验。为了设计令人满意的彗星分析,必须努力提高样本处理的质量。试验技术本身应该能够分析大量的样品,但是如果不能处理足够的数量用于后续的高通量彗星分析的高质量的样品,这就没有价值。对于体外暴露,这个问题可以用不同的方法来克服。例如,Kiskinis 等(2002)描述了一种综合暴露试验,其中96孔板上的细胞在每次试验中都用几种测试化学品处理。细胞毒性试验也在细胞孔中进行,但随后取出细胞样本,用标准彗星试验进行分析。这显然不是一个高通量系统,但该方法增加了2倍以上的遗传毒性测试通量。

高通量彗星试验是分析大型生物监测研究、前瞻性队列研究、临床试验或大规模毒理学筛选试验时收集大量样本所必需的。所有这些研究类型都涉及许多样本,这些样本通常是在很长一段时间内收集的,有时是在几个地点。物流方面的原因使新鲜的样品并不总是可以进行分析,因此冷冻样品是一种替代方法。尽管冷冻样本受到了批评(Azqueta 等,2013),但越来越多的证据表明,许多组织样本确实可以快速冷冻并保存,而且不会损害 DNA 的完整性(Pant 等,2014)。需要严格控制方法,以避免在暴露后处理过程中引入虚假的 DNA 损伤。最近描述了一种适用于大型动物试验的冷冻和解冻细胞和组织的优化方案(Jackson 等,2013)。冷冻和解冻对保存 DNA 的完整性可能都是至关重要的。细胞/组织可以作为小样品直接冷冻,也可以作为细胞悬浮液在冷冻培养基中加入10%的 DMSO(Recio 等,2012;Jackson 等,2013),但是血细胞的快速冷冻也是可能的(Al-Salmani 等,2011;Akor-Dewu 等,2014)。冷冻细胞样本的彗星试验已分别在一些实验室间进行比对(Forchhammer 等,2010;Ersson 等,2011),Collins 等报告利用冷冻的人类全血或单个核细胞开展彗星试验来作为环境或食物暴露后 DNA 损伤的标志物(Collins 等,1997a,2014)。对于此类研究,样本应一次批量收集,并进行冷冻处理,以避免季节及生活方式变化的影响(Møller 等,2000;Slyskova 等,2014)。

以取自动物试验的冷冻多种组织进行的彗星试验值得推荐,因为这有利于减少动物的使用(Pant 等,2014)。化妆品行业不允许使用动物试验,目前正在开发重建人体皮肤模型的过程中,这种3D系统目前正在验证微核和彗星分析。基于 Epiderm™ 组织的重建皮肤彗星模型(详见本书第6章)是欧洲化妆品遗传毒性特别小组(the Cosmetics Europe Genotoxicity Task Force)建立的3D皮肤项目的组成部分,已经完成了第一个验证(第1和第2阶段),证实具有良好的实验室内和实验室间重现性。一些化学品的测试具有明显良好的重复性,但验证的最后一步(第三阶段)遇到了一些挑战,如实验室间和实验室内的变异性,以及由于组织质量不足导致的溶剂对照的高背景(Pfuhler 等,2014)。很明显,仍需要优化和标准化组织制备的方案。

5.5 彗星记分

随着上述高通量系统的出现,对高效评分方法的需求急剧增加。半自动评分非常耗时,很容易成为瓶颈：平均 96 个点的彗星分析评分(每个样本有 30~50 个彗星)至少需要 1 d 的时间来执行。现在可以使用基于软件的无人干预的彗星评分方法。它们将效率提高了至少 10 倍,并且避免了令人疲惫的显微镜操作。

自动化系统在原则上与半自动化的评分系统一样进行评分,但它们的工作速度更快,且基本上无须与操作人员互动。自动对彗星进行识别和聚焦,存储图像,系统进行图像分析以确定彗星尾参数。常用的有两个商业系统：MetaSystems CometImager 和 Imstar Pathfinder™。这些系统的性能已被详细描述(Stang 等,2010;Azqueta 等,2011;Sharma 等,2012)。然而,速度、灵敏度、动态范围及操作员干预的需要仍然是重要的问题。特别地,模糊的彗星是一个挑战,因为它们的头和尾的长度很难测量。商业系统最初是为在玻璃载玻片上的一两个样本中记分彗星而开发的。近年来,这两种系统也适用于其他格式,即在玻璃或聚酯薄膜上的多个样品。

MetaSystems CometImager 已经存在了很多年,也被用来在 GelBond® 薄膜上的样本中记录彗星,这种薄膜的大小与玻片的大小相同。该系统在评分后会呈现一组图像,操作员可以快速扫描这些图像以删除非典型的彗星和伪影。然而,这可能会带来偏见。

自动化系统不仅在速度上有优势,而且在避免操作员依赖偏差方面也有优势。例如,操作人员倾向于在严重受损和重叠的彗星背景中选择圆形和未受损的彗星。在任何情况下,重叠彗星都不能通过图像分析来评分,无论是否自动化。在自动化系统中,这个问题可以通过要求彗星旁边有一定的空间来解决,无论那里是否有彗星尾。细胞密度在高通量版本中至关重要。理想情况下,微凝胶系统每 4 μL 微凝胶应该有 400 个细胞。制作不同细胞数的平行样品是一个很好的选择。Trevigen 载玻片最好是每 30 μL 有 1 000 个细胞。

5.6 小结与展望

本文描述的一些高通量系统依赖于尖端技术,而其他的则是对原始分析方法的微小和低成本修改。后者已经在商业上可以买到,或者可以引入普通实验室,几乎很少需要或不需要特殊设备。预计将在彗星试验的未来版本中引入微孔板、CometChip 和流控技术。这些系统的成本可能会限制它们的使用。关于彗星评分,我们预计,可能基于单链和双链 DNA 的特异性染色,将出现定量测定彗星尾大小的新原则(Collins 等,1997b)。

经批准的体内彗星试验方案已由 OECD(2016)发布,主要针对传统的彗星试验系统,但没有讨论高通量的修改。因此,任何新版本的彗星试验都应该得到验证,至少在打算用于遗传毒性测试和管理毒理学应用的情况下是这样。

本章参考文献

Akor-Dewu MB, Yamani NE, Bilyk O, et al., 2014. Leucocytes isolated from simply frozen whole blood can be used in human biomonitoring for DNA damage measurement with the comet assay. Cell Biochem. Funct., 32(3): 299 - 302.

Al-Salmani K, Abbas HHK, Schulpen S, et al., 2011. Simplified method for the collection, storage, and comet assay analysis of DNA damage in whole blood. Free Radic. Biol. Med., 51(3): 719 - 725.

Azqueta A, Collins AR, 2013. The essential comet assay: a comprehensive guide to measuring DNA damage and repair. Arch. Toxicol., 87(6): 949 - 968.

Azqueta A, Meier S, Priestley C, et al., 2011. The influence of scoring method on variability in results obtained with the comet assay. Mutagenesis, 26(3): 393 - 399.

Collins A, Dusinská M, Franklin M, et al., 1997a. Comet assay in human biomonitoring studies: reliability, validation, and applications. Environ. Mol. Mutagen., 30(2): 139 - 146.

Collins A, Koppen G, Valdiglesias V, et al., 2014. The comet assay as a tool for human biomonitoring studies: the ComNet project. Mutat. Res. Rev. Mutat. Res., 759: 27 - 39.

Collins AR, Dobson VL, Dusinská M, et al., 1997b. The comet assay: what can it really tell us? Mutat. Res., 375(2): 183 - 193.

Ersson C, Möller L, 2011. The effects on DNA migration of altering parameters in the comet assay protocol such as agarose density, electrophoresis conditions and durations of the enzyme or the alkaline treatments. Mutagenesis, 26(6): 689 - 695.

European Food Safety Authority (EFSA), 2012. Minimum Criteria for the acceptance of in vivo alkaline comet assayreports. EFSA J., 10(11): 2977.

Forchhammer L, Johansson C, Loft S, et al., 2010. Variation in the measurement of DNA damage by comet assay measured by the ECVAG inter-laboratory validation trial. Mutagenesis, 25(2): 113 - 123.

Gutzkow KB, Langleite TM, Meier S, et al., 2013. High-throughput comet assay using 96 minigels. Mutagenesis, 28(3): 333 - 340.

Hertel-Aas T, Oughton DH, Jaworska A, et al., 2011. Induction and repair of DNA strand breaks and oxidised bases in somatic and spermatogenic cells from the earthworm Eisenia fetida after exposure to ionising radiation. Mutagenesis, 26(6), 783 - 793.

Jackson P, Pedersen LM, Kyjovska ZO, et al., 2013. Validation of freezing tissues and cells for analysis of DNA strand break levels by comet assay. Mutagenesis, 28(6): 699 - 707.

Kiskinis E, Suter W, Hartmann A, 2002. High throughput comet assay using 96 - well plates. Mutagenesis, 17(1): 37 - 43.

Lemay M, Wood KA, 1999. Detection of DNA damage and identification of UV-induced photoproducts using the CometAssay kit. Biotechniques, 27(4): 846 - 851.

Li Y, Feng X, Du W, et al., 2013. Ultrahigh-throughput approach for analyzing single-cell genomic damage with an agarose-based microfluidic comet array. Anal. Chem., 85(8): 4066 - 4073.

McNamee JP, McLean JR, Ferrarotto CL, et al., 2000. Comet assay: rapid processing of multiple samples. Mutat. Res., 466(1): 63 - 69.

Mercey E, Obeïd P, Glaise D, et al., 2010. The application of 3D micropatterning of agarose substrate for cell culture and *in situ* comet assays. Biomaterials, 31(2): 3156 - 3165.

Møller P, Knudsen LE, Loft S, et al., 2000. The comet assay as a rapid test in biomonitoring occupational exposure to DNA-damaging agents and effect of confounding factors. Cancer Epidemiol. Biomarkers Prev., 9(10): 1005 - 1015.

OECD, 2006. Test No. 488: Transgenic Rodent Somatic, and Germ Cell Gene Mutation Assays. Paris: OECD Publishing.

OECD, 2016. Test No. 489: In Vivo Mammalian Alkaline Comet Assay. Paris: OECD Publishing.

Ostling O, Johanson KJ, 1984. Microelectrophoretic study of radiation-induced DNA damages in individual mammalian cells. Biochem. Biophys. Res. Commun., 123(1): 291 - 298.

Pant K, Springer S, Bruce S, et al., 2014. Vehicle and positive control values from the in vivo rodent comet assay and biomonitoring studies using human lymphocytes: historical database and influence of technical aspects. Environ. Mol. Mutagen., 55(8): 633 - 642.

Pfuhler S, Fautz R, Ouedraogo G, et al., 2014. The Cosmetics Europe strategy for animal-free genotoxicity testing: project status up-date. Toxicol. In Vitro., 28(1): 18 - 23.

Recio L, Kissling GE, Hobbs CA, et al., 2012. Comparison of comet assay dose-response for ethyl methanesulfonate using freshly prepared versus cryopreserved tissues. Environ. Mol. Mutagen., 53(2): 101 - 113.

Reelfs O, Macpherson P, Ren X, et al., 2011. Identification of potentially cytotoxic lesions induced by UVA photoactivation of DNA 4 - thiothymidine in human cells. Nucleic Acids Res., 39(22): 9620 - 9632.

Ritter D, Knebel J, 2009. Genotoxicity testing in vitro-development of a higher throughput analysis method based on the comet assay. Toxicol. In Vitro., 23(8): 1570 - 1575.

Shaposhnikov S, Azqueta A, Henriksson S, et al., 2010. Twelve-gel slide format optimised for comet assay and fluorescent *in situ* hybridisation. Toxicol. Lett., 195(1) 31 - 34.

Sharma AK, Soussaline F, Sallette J, et al., 2012. The influence of the number of cells scored on the sensitivity in the comet assay. Mutat. Res., 749(1-2): 70-75.

Singh NP, McCoy MT, Tice RR, et al., 1988. A simple technique for quantitation of low levels of DNA damage in individual cells. Exp. Cell Res., 175(1): 184-191.

Slyskova J, Langie SAS, Collins AR, et al., 2014. Functional evaluation of DNA repair in human biopsies and their relation to other cellular biomarkers. Front. Genet., 5: 116.

Stang A, Brendamour M, Schunck C, et al., 2010. Automated analysis of DNA damage in the high-throughput version of the comet assay. Mutat. Res., 698(1-2): 1-5.

Stang A, Witte I, 2009. Performance of the comet assay in a high-throughput version. Mutat. Res., 675(1-2): 5-10.

Stang A, Witte I, 2010. The ability of the high-throughput comet assay to measure the sensitivity of five cell lines toward methyl methanesulfonate, hydrogen peroxide, and pentachlorophenol. Mutat. Res., 701(2): 103-106.

Watson C, Ge J, Cohen J, et al., 2014. High-throughput screening platform for engineered nanoparticle-mediated genotoxicity using CometChip technology. ACS Nano., 8(3): 2118-2133.

Weingeist DM, Ge J, Wood DK, et al., 2013. Single-cell microarray enables high-throughput evaluation of DNA double-strand breaks and DNA repair inhibitors. Cell Cycle, 12(6): 907-915.

Wood DK, Weingeist DM, Bhatia SN, et al., 2010. Single cell trapping and DNA damage analysis using microwell arrays. Proc. Natl. Acad. Sci. USA, 107(22): 10008-10013.

Yuan SS, Hou MF, Hsieh YC, et al., 2012. Role of MRE11 in cell proliferation, tumor invasion, and DNA repair in breast cancer. J. Natl. Cancer Inst., 104(19): 1485-1502.

Zhang LJ, Jia JF, Hao JG, et al., 2011. A modified protocol for the comet assay allowing the processing of multiple samples. Mutat. Res., 721(2): 153-156.

第 6 章
3D 皮肤模型彗星试验

6.1 引　言

彗星试验可对任何细胞类型或组织中的 DNA 损伤进行研究,它通常不依赖增殖的细胞,因此可进行单细胞分离。该方法被广泛应用于生态、人体监测或 DNA 损伤和修复分析等不同领域。此外,由于它在活体内测试中的广泛应用,已被公认适用于监测最早接触部位的影响以及对下游器官的特异性影响,这些影响包括可能导致染色体断裂或基因突变的 DNA 损伤。最近,由于对管理毒理学的评价试验的重视,OECD(2016)发布了 OECD TG489。

在接受彗星试验的各种体外模型中,一些皮肤测试系统已将皮肤作为化妆品、农药和越来越多的药物的最早接触位点。本文重点介绍人源细胞的培养,因为它们与人类安全性评估关系最为密切。第一种方法使用了几种二维(2D)单层培养细胞,即原代角化细胞(Tzung 等,1998)、成纤维细胞(Emonet-Piccardi 等,1998)和黑色素细胞(Mouret 等,2012)或 HaCaT 角化细胞系(Wischermann 等,2008;Zeller 等,2014)。2006 年,Flamand 等首次将测试化合物应用于 3D 重建皮肤模型,即在 EpiSkin™(SkinEthic™,France)上研究。然而,DNA 损伤不是在皮肤细胞中评估的,而是在皮肤模型下的培养基培养的树突状细胞中评估的。Reus 等(2012)发表的另一种方法则侧重于研究活体外人皮肤的角质形成细胞。20 种已知的遗传毒物和非遗传毒物被应用在穿刺活检组织上,并且都被正确地预测。

从 2007 年开始,一个联合研究项目关注一种商用的表皮皮肤模型,即 EpiDerm™(MatTek,MA)。在该方案移交和优化之后,3 个实验室分别通过从顶部暴露组织来测试 5 种编码的遗传毒性和非遗传毒性化学物质。当考虑到该研究的最终要求,每一种化学物质由 3 个独立的试验组成,这项研究达到了 90%的预测率(Reus 等,2013)。然而,由于阴性和溶剂对照值偏高,同时重现性不佳，相关数量的试验必须被归类为无效。因此，研究人员努力评估商用的全层模型的适用性，该模型包括表皮和由基膜连接的真皮。可以看出，EpiDerm™表皮全层模型(EpiDerm™FT，图6-1a)和Phenion® FT全层皮肤模型(Phenion® FT，图6-1b)与最初使用的表皮模型相比更可靠。在一项由5个欧洲和美国实验室组成的联合项目中，在阴性对照和溶剂对照中，EpiDerm™FT和Phenion® FT显示出更低和更一致的背景DNA损伤水平，而在阳性对照中，暴露后DNA迁移呈剂量依赖性增加(Reisinger等，2018)。此外，无效试验的比例可以忽略不计。总之，这种方法具有明显的优势，这些优势与使用人体3D重建皮肤组织有关，另外一个优势是提供评估真皮作为第二器官隔室的可能性。该组织允许局部应用化合物来反映与使用情况相关的由皮肤的屏障功能决定的生物利用度(图6-1)，以及器官和物种特异性外源化学物代谢。此外，该皮肤模型包含*p53*基因活性的原始细胞来源，具有正常的细胞周期控制。一般来说，3D重建皮肤组织更合适地反映了细胞-细胞或细胞-基质的相互作用。真皮，作为一个额外的器官间室，不但促进广泛的相

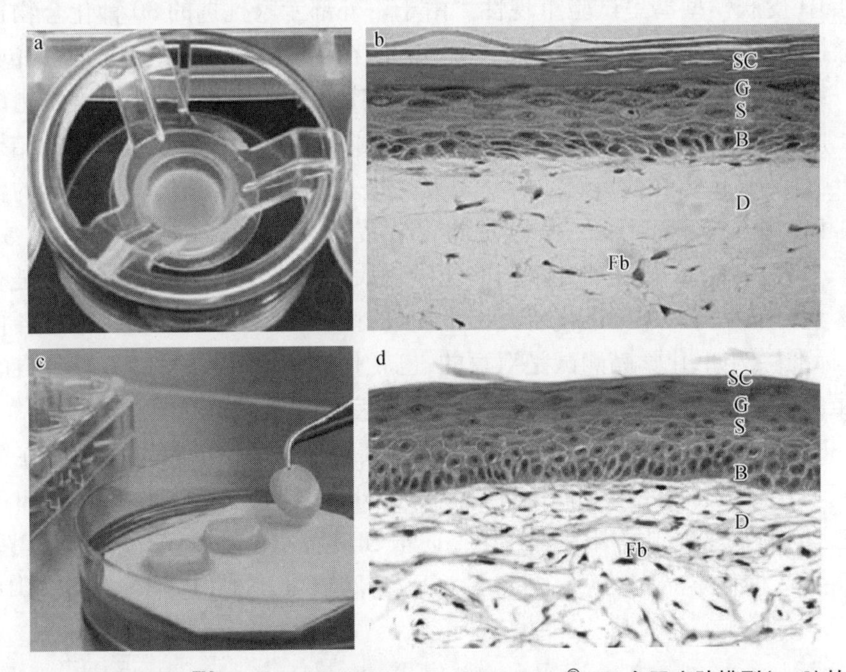

图6-1　EpiDerm™FT表皮全层模型(a,b)和Phenion® FT全层皮肤模型(c,d)的肉眼观所见图(a,c)和横切面图(b,d)

两组织的苏木精-伊红染色的石蜡包埋的切片部分揭示了一个完全分化表皮，包含明显的基底层(B)、棘层(S)、颗粒层(G)和发达的角质层(SC)；以胶原蛋白为主要成分的真皮(D)含有大量原始真皮成纤维细胞(Fb)(400×)

互作用，对表皮的表型起决定性作用，而且增加了皮肤模型代谢能力（Wiegand等，2014）。特别是可以发现，3D培养的成纤维细胞和角质形成细胞与来自同一供体的2D单层培养的细胞相比，其代谢能力明显增强。

与新鲜的体外人体皮肤相比，优先处理的组织在市面上是可获得的，在理论上也可以使用；然而，它将更加难以处理，而且无法在全球范围内获取。因此，关于3D皮肤模型彗星试验的活动（下文将进一步详细介绍）主要针对全层皮肤模型。

6.2 3D皮肤模型彗星试验的验证

3D皮肤模型彗星试验有可能进一步追踪验证体外遗传毒性试验的阳性结果，因此很早就提出了验证的建议（Pfuhler等，2009；SCCS，2009）。欧洲国家和美国的5个实验室已经使用全层皮肤模型评估了实验室内部和实验室之间的3D皮肤模型彗星试验重现性。由于由外部专家挑选的30种化合物正在调查中，关于该测定方法预测性的信息正在生成中。这些化学物质包括：① 一组平衡的真阳性和真阴性化学物质，它们在历史上的体外和体内测试中显示了一致的结果；② 一组化合物，所谓的无关阳性，即体外获得的阳性结果与历史上体内遗传毒性或致癌性研究无关。此外，这些化学品代表了不同的化学类别和作用方式。对于每一种选定的化学品，都有高质量的体外和体内数据。然而，只有来自活体皮肤研究数据的化学物质才能被使用。这类化学品是有限的，因此只能支持一项标准化研究。正在进行的环形比对试验正在考虑各自的验证标准。例如，化学品测试是双盲的，也就是说，每一种化学品都有各自的代码，虽然试验的是同一种化合物，但各个实验室的代码是不同的。

正在进行的研究集中在Phenion® FT，其使用了所谓的精密设计。在第一阶段，3个实验室研究了8种化合物。数据分析表明，参与实验室内部和各实验室之间的重复性很高，因此，在第二阶段和最后一个阶段仅在一个实验室测试其余22种化学品中的每一种。验证已于2017年完成（Reisinger等，2018）。

6.3 测试方法的性能和适用性

一般来说，3D皮肤模型彗星试验支持对多种化合物的测试，并对浸入式2D单层培养物的某些缺点进行补偿。它们可用于亲脂性化合物的测试，并可根据使用情况应用较高浓度的化合物。此外，它们还有助于对颗粒物质进行测试，尽管如下文所述，但在进行这一测试时必须小心谨慎，以防出现降水。

验证过程中使用丙酮或70%乙醇（v/v）。当验证转移化验到其他实验室时，必须证明这些或其他溶剂不会干扰空气-液体界面，这对于一个适当的48 h的组织培养是必要的。应避免大量的固体沉淀物和亲脂液体的小液滴，因为它们也可能干扰空气-液体界面，从而有可能导致假阳性结果。

考虑到这些前提条件，验证第一阶段的结果显示了良好的重现性和预测性，包括一个前诱变剂、一个交联剂、两个直接作用诱变剂及4个预期阴性结果的化合物的数据。有色物质是在验证过程中同时进行测试的，它们既不影响培养阶段组织的完整性，也不影响DNA评估（SCCS，2009；SCCS，2015）。

此外，越来越多的皮肤模型被用来研究紫外线对皮肤的影响，紫外线可以直接修饰DNA，导致嘧啶二聚体的形成。因此，3D皮肤组织已被用于评估光保护化合物，如紫外线过滤剂。对于光毒性效应的一般评估，表皮模型已成功地与彗星试验一起用于评估紫外线对DNA完整性的影响（Flamand等，2006）。用紫外线A或太阳模拟光照射EpiSkin™组织后，应对角质细胞进行DNA迁移分析，以验证该方法的概念。然而，应该指出的是，这些非标准的光遗传毒性方法还没有在实验室内部或实验室之间的预测能力和重现性方面进行研究。

6.4　试验方案的简要描述

6.4.1　研究设计

使用3D皮肤模型彗星试验研究一种特定化合物与标准的体外遗传毒性试验研究相似，包括一系列试验：

（1）首先，在暴露于组织前先选择合适的溶剂来溶解化学物，锁定的最大浓度分别为10 mg/100 μL或10%（w/v）。

（2）剂量范围摸索试验（dose-range-finding experiment）的目的是缩小剂量范围，特别是使人们能够就最大使用浓度做出决定，这可能受到下列因素的限制：① 前面提到的限制浓度（10 mg/100 μL）；② 细胞毒性；③ 测试化合物的溶解度/沉淀。测试化合物的细胞毒性作用以胞内三磷酸腺苷（ATP）浓度（Kangas 等，1984）和腺苷酸激酶活性的形式进行测定，当细胞受损时，腺苷酸激酶从细胞释放到培养基中（Olsson 等，1983）。

（3）通常不需要对明确的阳性发现进行验证。然而，在验证过程中应该增加一个确认性的第二次试验。如果试验项目提供阴性或不确定的结果，应使用阿非迪霉素（aphidicolin，APC）进行额外的试验，在处理期结束前 4 h 添加阿非迪霉素。阿非迪霉素是一种 DNA 修复过程的抑制剂，通过积累与切除修复相关的链断裂来提高检测的敏感性。这种特殊的方法已被证明能更好地反映促诱变剂的评估，下文中有更详细的概述（Brinkmann 等，2013）。在阿非迪霉素补充的试验中，使用促诱变剂苯并（a）芘代替甲基甲烷磺酸盐作为阳性对照，从而证明了阿非迪霉素的有效性。如果阿非迪霉素试验中出现不一致或模棱两可的发现，建议进行修改浓度间隔（通常更紧密）的第三次试验。

6.4.2 试验设计

在一次试验中，至少对 3 种浓度的试验化合物进行研究，并辅以溶剂对照和阳性对照（甲基甲磺酸，一种直接作用的诱变剂）。为确保化合物可能的代谢过程，组织处理时间应达 48 h。第一次给药后 24 h 和 45 h，第二次和第三次试验化合物被应用于同一组织上。特别是后一个时间点是为了形成损伤，但 DNA 可能会立即修复。注意：建立测定法时，阴性（未处理）组和溶剂对照组均应包括在内。一旦有足够的溶剂对照数据，表明溶剂对照对组织的背景 DNA 损伤没有影响，则不需要再添加未经处理的皮肤模型。

6.4.3 细胞分离和彗星试验程序

暴露 48 h 后，角质形成细胞和成纤维细胞通过组织特异性方法分离。在用 PBS、EDTA 和胰蛋白酶连续处理分别分离角质形成细胞和成纤维细胞之前，用镊子将 EpiDerm™ FT 的两个隔室分离。Phenion® FT 首先在嗜热菌蛋白酶中孵育，以使基膜降解，随后分离表皮和真皮。然后，两种类型的细胞被机械切碎程序分离，类似于体内彗星试验的方案，留下细胞和游离核的混合物。随后，对取自两种组织的细胞进行相同的彗星试验，首先在低熔点琼脂糖（0.5%）中重悬细胞/细胞核，然后将琼脂糖转移到玻片上。它们要经过一夜的裂解过程，暴露在去垢剂中降解细胞和核膜。高盐浓度会去除组蛋白等蛋白质。在使用新鲜的高碱缓冲液进行30 min的电泳后,DNA链在高碱条件(pH>13)下被分离,然后DNA迁移到阳极。最后,将载玻片中和并干燥。

6.4.4 分析

试验结束后,对每个皮肤模型进行4个载玻片分析(表皮或真皮各2个),评估每个隔室的2张载玻片,每张载玻片上有50个彗星(即每细胞类型100个彗星)就足够了(Lovell等,2008)。在分析之前,切片应进行随机化处理,并用适当的荧光染料(如SYBR金)染色。之后,使用放大倍数为200×的荧光显微镜和彗星试验图像分析软件半自动化地对彗星尾的荧光强度与相应的彗星头进行比较分析。

每个皮肤隔室(表皮或真皮)的100个数据点(2×50个彗星测量值/载玻片)在汇总为中位数之前进行了方差稳定转换。由于每个对照或剂量组由3块组织组成,最后总结出3个中位数作为每个剂量或对照组的平均值。这些平均值用于进一步统计分析,因为皮肤组织是试验单位。

在评估遗传毒性的结果之前,应用的溶剂和阳性对照的%彗星尾强度的定义阈值可验证一个试验的有效性。此外,一个剂量组的有效性是应用两种细胞毒性测量(即细胞内ATP浓度和腺苷酸激酶释放到培养基中的活性)设置的阈值来评估的。建立后一种标准是因为DNA损伤可由细胞毒性触发,如细胞凋亡或坏死。因此,就像其他遗传毒性试验一样,只有在细胞毒性强的情况下才会发生DNA损伤的增加,从遗传毒性评估的角度看,其生物学意义不大。

接下来进行溶剂对照和剂量组的方差分析。在单因素方差分析为阳性的情况下,用Dunnett检验对溶剂对照组和单剂量组进行两两比较,分析影响的统计学意义。在3D皮肤模型彗星试验中,如果一种或多种浓度的受试物在不超过细胞毒性极限的浓度下产生显著的%彗星尾DNA增加,则被认为是遗传毒性物质(Reisinger等,2018)。除了统计评估外,还需要满足以下标准,这些标准与OECD TG489建立的程序一致,用来考虑观察到的效应的生物学相关性。简而言之:① 反应必须是剂量依赖性的;② 至少有一种剂量需要与溶剂对照有统计学上的显著差异;③ 至少有一个试验组需要在历史控制数据范围之外。如果这3个标准都不符合,这个测试项目就视为阴性。如果有1个或2个但不是所有的阳性检测标准都得到满足,则该测试化合物被认为是阴性的或可疑的,可以考虑进行进一步的测试。

6.5 研究工作的质量控制

6.5.1 研究方案中的关键步骤

与彗星试验的所有变更一样，研究方案中的某些步骤需要特别注意，以支持实验室内高水平的标准化和可重复性。研究发现，改变样品制备、电泳条件或显微镜设置对 DNA 迁移测量有影响（Ersson 等，2011）。这些方面也被考虑到 3D 皮肤模型彗星试验方案中，并应用于正在进行的验证活动。例如，在验证前应组织培训，以确保试验人员正确地实施细胞分离程序，以避免细胞分离造成的 DNA 损伤。为了尽量减少实验室之间的差异，电泳条件通过使用统一的电泳槽、统一的电泳时间及电压设置来进行标准化。此外，载玻片的分析标准必须达成一致，这些是最近发布的要求（Reus 等，2013）。

与所有其他方法一样，实验室应具备 3D 皮肤模型彗星试验中相应的试验能力。可以通过一系列的试验证明实验室的试验能力，包括在未处理或溶剂暴露的组织能够提供低而可重复的%彗星尾 DNA 值。在此过程中，实验室应建立溶剂和阴性对照的历史数据库。这同样适用于阳性对照，即使用能诱导一定范围内的 DNA 损害（跨度从轻微到明显的 DNA 损害）浓度。

6.5.2 试验方案的适应性

细胞分离方案和彗星试验程序应经过优化，以提供高质量的数据。然而，在对正在进行的验证活动中生成的整个数据集进行评估之后，试验或整个研究的设计可能会进一步优化/修改。一个可能的优化点可以集中于一种细胞类型，以提高方法的通量。在验证过程的第一个阶段之后进行的方案调整包括只有在两种推荐溶剂均不使用的情况下，才需要对未处理组织进行阴性对照。这是获取了充分的数据后决定的，表明溶剂和未经处理的对照组在他们的背景 DNA 损伤方面没有差异。

除了这些数据促动的变化之外，标准方案还可以进行修订，以获得对 DNA 损伤的机制了解，或更好地反映导致 DNA－DNA 交联或 DNA－蛋白质交联的毒物引起的 DNA 损伤。这种损伤不能用标准试验设计可靠地检测出来（Speit 等，2015）。丝裂霉素 C 作为 DNA－DNA 交联剂的一个例子，在鸟嘌呤核苷酸之间产生共价键。在高剂量时两股 DNA 链之间的这种交联不仅抑制了的阳性彗星信号,如果与对照组相比,其甚至可以导致可测量的链断裂的减少。因此,为了有效地检测交联剂而开发了一种改良的方案适用于 Phenion® FT(Pfuhler 等,1996)。使用此方案,组织不仅暴露于丝裂霉素 C,而且与甲基甲磺酸共处理可产生高背景水平的单链断裂,这样就可以有效地检测可测量的 DNA 断裂的减少。

碱性彗星试验不仅可以检测作为处理后的直接效应而形成的链断裂,它还可用于检测在应对紫外线辐射、烷化剂或大的加合物的形成等过程中涉及切除修复的链断裂。这些链断裂是由一种特殊的酶产生的,用来去除经过修饰的核苷酸或碱基,这种断裂可能是短命的。将酶抑制剂纳入彗星试验方案支持这些 DNA 修复相关链断裂的积累,从而扩增彗星的形成并增加测定的敏感性(Speit 等,2004)。两组抑制剂已成功纳入彗星试验方案。

第一组抑制剂一般干扰 DNA 修复和复制,如羟基脲,它抑制核糖核苷酸还原酶,导致核苷酸池失衡(Martin 等,1999)。在复制过程中,阿糖胞苷进入 DNA,转化为阿糖胞苷三磷酸,从而导致链终止和细胞周期阻滞(Gedik 等,1991),阿非迪霉素则显示出抑制 DNA 聚合酶的松解和使失活的作用(Pfuhler 等,1996)。后者已被纳入 3D 皮肤模型彗星试验,以防在第一个主要试验中出现阴性的结果。应在试验结束前 4 h(第 1 次处理后 44 h)加入阿非迪霉素。虽然由于切除修复过程,链断裂增加,但这种 DNA 修复酶抑制剂对细胞增殖的影响是微不足道的。阿非迪霉素只在有限的一段时间内添加,相对于低周转率的单层培养细胞,皮肤组织中唯一的增殖细胞——基底层和棘层的角化细胞不受其影响。在加入阿非迪霉素后,溶剂对照组中,%彗星尾 DNA 的略微增加证明了皮肤组织适合这种方法,这已被证明更好地反映了对前诱变剂的评估,而对非遗传毒物的预测率仍然很高,为 100%。

第二组抑制剂,即损伤特异性酶,也可以被纳入 3D 皮肤模型彗星试验,以表征 DNA 损伤。这些酶除去修饰过的 DNA 碱基,留下一个 AP 位点,随后在高碱性条件下转化为单链断裂。理论上,这些特异性酶存在时任何损伤都可以用这种方法检测出来。迄今,一些酶如 8-氧合鸟嘌呤 DNA 糖基化酶(OGG1),已被证实用于研究的氧化性 DNA 损伤(Collins,2014)、3-甲基腺嘌呤这样的烷基化核苷酸可以由 AlkA 鉴定出来(Berdal 等,1998),而尿嘧啶-DNA 糖苷酶(uracil-DNA glycosidase, Udg)已被证明可用于错误掺入的 DNA 碱基-尿嘧啶的检测(Duthie 等,1997)。此外,利用来自大肠杆菌的外切酶 uvrABC 可以识别体积大的加合物(Thomas 等,1991),而 T4 endo Ⅴ可以检测邻近嘧啶二聚体,这些二聚体被观察到是由紫外线引起的特征性病变

(Dizdaroglu 等,1996)。这些损伤特异性酶的使用增加了彗星试验的价值,并可能在未来纳入 3D 皮肤模型的方法中。

6.6 小 结

3D 皮肤模型彗星试验和重组皮肤微核试验(recombinant skin micronucleus test, RSMN)被认为填补了体外遗传毒性试验工具箱中的一个空白,因为它们已被证明对皮肤暴露物质的评估具有优势。全层模型包括人类原代有 p53 功能的角质形成细胞和成纤维细胞,需要将这种方法与许多体外遗传毒性试验区分开来。体外遗传毒性试验是基于啮齿动物癌细胞系,其中一些是 p53 缺陷的。此外,在 3D 环境中培养角质形成细胞和成纤维细胞不但支持细胞的体内样表型,而且还允许在角质层上局部应用化合物。这一点十分接近实际使用情况。一项验证研究正在进行中,到目前为止产生的结果表明该方法具有良好的重复性和预测性。当应用标准遗传毒性体外试验组合对化妆品成分进行测试的结果不够理想时,3D 皮肤模型彗星试验可用于进一步的随访研究。成功的验证有望更广泛地被接受,包括更多的产品类别,对于这些产品,皮肤途径与风险评估是密切相关的。

本章参考文献

Berdal KG, Johansen RF, Seeberg E, 1998. Release of normal bases from intact DNA by a native DNA repair enzyme. EMBO J., 17(2): 363 - 367.

Brinkmann J, Stolpmann K, Trappe S, et al., 2013. Metabolically competent human skin models: activation and genotoxicity of benzo[a]pyrene. Toxicol. Sci., 131(2): 351 - 359.

Collins AR, 2014. Measuring oxidative damage to DNA and its repair with the comet assay. Biochem Biophys Acta., 1840(2): 794 - 800.

Dizdaroglu M, Zastawny TH, Carmical JR, et al., 1996. A novel DNA N-glycosylase activity of E. coli T_4 endonuclease V that excises 4, 6 - diamino - 5 - formamidopyrimidine from DNA, a UV-radiation- and hydroxyl radical-induced product of adenine. Mutat. Res., 362(1): 1 - 8.

Duthie SJ, McMillan P, 1997. Uracil misincorporation in human DNA detected using single cell gel electrophoresis. Carcinogenesis., 18(9): 1709 - 1014.

Emonet-Piccardi N, Richard MJ, Ravanat JL, et al., 1998. Protective effects of antioxidants against UVA-induced DNA damage in human skin fbroblasts in culture. Free Radic Res., 29(4): 307 - 313.

Ersson C, Möller L, 2011. The effects on DNA migration of altering parameters in the comet assay protocol such as agarose density, electrophoresis conditions and durations of the enzyme or the alkaline treatments. Mutagenesis, 26(6): 689 - 695.

Flamand N, Marrot L, Belaidi JP, et al., 2006. Development of genotoxicity test procedures with Episkin, a reconstructed human skin model: towards new tools for in vitro risk assessment of dermally applied compounds? Mutat Res., 606(1 - 2): 39 - 51.

Gedik CM, Collins AR, 1991. The mode of action of 1 - beta - D - arabinofuranosylcytosine in inhibiting DNA repair; new evidence using a sensitive assay for repair DNA synthesis and ligation inpermeable cells. Mutat Res., 254(3): 231 - 237.

Hartmann A, Agurell E, Beevers C, et al., 2003. Recommendations for conducting the in vivo alkaline comet assay. 4th international comet assay workshop. Mutagenesis, 18(1): 45 - 51.

Kangas L, Grönroos M, Nieminen AL, 1984. Bioluminescence of cellular ATP: a new method for evaluating cytotoxic agents in vitro. Med. Biol., 62(6): 338 - 343.

Kirkland D, Speit G, 2008. Evaluation of the ability of a battery of three in vitro genotoxicity tests to discriminate rodent carcinogens and non-carcinogens III. Appropriate follow-up testing in vivo. Mutat. Res., 654(2): 114 - 132.

Lovell DP, Omori T, 2008. Statistical issues in the use of the comet assay. Mutagenesis, 23(3): 171 - 182.

Marrot L, Belaïdi JP, Lejeune F, et al., 2004. Photostability of sunscreen products influences the efficiency of protection with regard to UV-induced genotoxic or photoageing-related endpoints. Br J Dermatol., 151(6): 1234 - 1244.

Martin FL, Cole KJ, Orme MH, et al., 1999. The DNA repair inhibitors hydroxyurea and cytosine arabinoside enhance the sensitivity of the alkaline single-cell gel electrophoresis ("comet") assay in metabolically-competent MCL - 5 cells. Mutat Res., 445(1): 21 - 43.

Mouret S, Forestier A, Douki T, 2012. The specificity of UVA-induced DNA damage in human melanocytes. Photochem Photobiol Sci., 11(1): 155 - 162.

OECD, 2016. Guidelines for the testing of chemicals, test no. 489: in vivo mammalian alkaline comet assay. Paris: OECD Publishing.

Olsson T, Gulliksson H, Palmeborn M, et al., 1983. Leakage of adenylate kinase from stored blood cells. J Appl Biochem., 5(6): 437 - 445.

Ostling O, Johanson KJ, 1984. Microelectrophoretic study of radiation-induced DNA damages in individual mammalian cells. Biochem Biophys Res Commun., 123(1): 291 - 298.

Pfuhler S, Kirkland D, Kasper P, et al., 2009. Reduction of use of animals in regulatory genotoxicity testing: identification and implementation opportunities-Report from an ECVAM workshop. Mutat Res., 680(1 - 2): 31 - 42.

Pfuhler S, Wolf HU, 1996. Detection of DNA-crosslinking agents with the alkaline comet assay. Environ Mol Mutagen., 27(3): 196 - 201.

Reisinger K, Blatz V, Brinkmann J, et al., 2018. Validation of the 3D Skin Comet assay using full thickness skin models: transferability and reproducibility. Mutat. Res. Genet. Toxicol. Environ.

Mutagen., 827: 27 - 41.

Reus AA, Reisinger K, Downs TR, et al., 2013. Comet assay in reconstructed 3D human epidermal skin models-investigation of intra- and inter-laboratory reproducibility with coded chemicals. Mutagenesis, 28(6): 709 - 720.

Reus AA, Usta M, Krul CA, 2012. The use of ex vivo human skin tissue for genotoxicity testing. Toxicol Appl Pharmacol., 261(2): 154 - 163.

SCCS, 2009. Position statement on genotoxicity/mutagenicity testing of cosmetic ingredients without animal experiments (SCCP/1212/09). [2020 - 10 - 02]. https://ec.europa.eu/health/ph_risk/committees/04_sccp/docs/sccp_s_08.pdf

SCCS, 2014. Opinion on Basic Brown 17 COLIPA no B007 (SCCS/1531/14). [2020 - 10 - 02]. https://ec.europa.eu/health/scientific_committees/consumer_safety/docs/sccs_o_152.pdf. europa.eu/health/scientific_committees/consumer_safety/docs/sccs_o_152.pdf

SCCS, 2015. Scientifc Committee on consumer safety. Opinion on 2, 6 - Dihydroxyethylaminotoluene COLIPA no A138 (SCCS/1563/15). [2020 - 10 - 02]. https://ec.europa.eu/health/scientific_committees/consumer_safety/docs/sccs_o_188.pdf

Singh NP, McCoy MT, Tice RR, et al., 1988. A simple technique for quantitation of low levels of DNA damage in individual cells. Exp Cell Res., 175(1): 184 - 191.

Speit G, Kojima H, Burlinson B, et al, 2015. Critical issues with the in vivo comet assay: a report of the comet assay working group in the 6th international workshop on Genotoxicity testing (IWGT). Mutat Res Genet Toxicol Environ Mol Mutagen., 783: 6 - 12.

Speit G, Schütz P, Hoffmann H, 2004. Enhancement of genotoxic effects in the comet assay with human blood samples by aphidicolin. Toxicol Lett., 153(3): 303 - 310.

Thomas DC, Husain I, Chaney SG, et al., 1991. Sequence effect on incision by (A)BC excinuclease of 4NQO adducts and UV photoproducts. Nucleic Acids Res., 19(2): 365 - 370.

Tice RR, Agurell E, Anderson D, et al., 2000. Single cell gel/comet assay: guidelines for in vitro and in vivo genetic toxicology testing. Environ Mol Mutagen., 35(3): 206 - 221.

Tzung TY, Rünger TM, 1998. Assessment of DNA damage induced by broadband and narrowband UVB in cultured lymphoblasts and keratinocytes using the comet assay. Photochem Photobiol., 67(6): 647 - 650.

Wiegand C, Hewitt NJ, Merk HF, et al., 2014. Dermal xenobiotic metabolism: a comparison between native human skin, four in vitro skin test systems and a liver system. Skin Pharmacol Physiol., 27(5): 263 - 275.

Wischermann K, Popp S, Moshir S, et al., 2008. UVA radiation causes DNA strand breaks, chromosomal aberrations and tumorigenic transformation in HaCaT skin keratinocytes. Oncogene., 27(31): 4269 - 4280.

Zeller A, Pfuhler S, 2014. N-acetylation of three aromatic amine hair dye precursor molecules eliminates their genotoxic potential. Mutagenesis, 29(1): 37 - 48.

第 7 章
酶修饰的彗星试验

7.1 引　言

碱性彗星试验是一种广泛使用的方法，用于在单个细胞水平上测量 DNA 损伤，无论是内源性损伤，还是由外源性因子如化学物质、辐射和纳米材料引起的损伤（Azqueta 等，2013；Møller 等，2015；Neri 等，2015），该试验适用于任何真核细胞类型，也适用于可获得单细胞或核悬浮液的分解组织。彗星试验可应用于不同领域，如人类和环境生物监测、化学品和纳米材料的体内外遗传毒性测试及生态毒性研究，也可应用于植物（Brendler-Schwaab 等，2005；Witte 等，2007；Azqueta 等，2015；Møller 等，2015；Santos 等，2015；OECD，2016；Gajski 等，2019a，2019b；Azqueta 等，2020）。

该方法最早由 Ostling 和 Johansson（1984）发明，在接近中性的 pH 下，用去垢剂和高浓度 NaCl 溶解琼脂糖包埋的细胞，去除细胞膜和可溶性成分及组蛋白，使 DNA 作为类核附着在核基质上。如果用 γ-射线照射细胞，引起磷酸二酯骨架断裂，电泳和吖啶橙染色时，可以看到 DNA 的尾巴从每个类核核心向阳极延伸，尾巴的荧光强度随着辐射剂量的增加而增加，这是由于 DNA 超螺旋长度的松弛，使得它们可以自由泳动；链断裂越多，尾巴上出现的 DNA 就越多。值得注意的是，单链断裂和双链断裂都将释放超螺旋，因此，与其他方法不同的是，该检测不依赖碱性解螺旋来发现单链断裂。几年之后，碱性检测法被开发出来了（Singh 等，1988），这是目前最常用的方法。由于 pH 较高，除了单链断裂外，碱基不稳定位点如 AP 位点或无碱基糖也被检测到。

许多 DNA 有害因素不直接诱导链断裂，但引起其他损伤，如氧化或烷基化碱基，形成大的加合物，DNA 链内交联和 DNA 链间交联对于细胞或机体而言，往往比容易修复的单链断裂产生更严重后果，但标准的彗星试验却无法检测到。为了克服这一限制，使用不同的方法对彗星试验进行了改进。例如，为了测量链间的交联，利用以下原理：交联阻止了被电离辐射破坏的 DNA 的迁移，因此，彗星尾部的强度越小，交联就越多——可以说，这是一项反向的彗星试验。DNA 合成抑制剂阿非迪霉素、羟基脲（hydroxyurea）和 1-β-D-阿糖胞苷（1-β-D-arabinofuranosylcytosine）或其不同的组合，已用于检测大的 DNA 加合物或紫外线诱导损伤；这些化合物抑制核苷酸切除修复的 DNA 合成步骤，诱导断裂积累（Miller 等，1996；Ngo 等，2020）

本文介绍一种特别流行和有效的修饰，使用损伤特异性内切酶来检测不同的 DNA 损伤。细胞裂解后，酶直接作用于包埋在琼脂糖中的类核。在孵育期间，酶诱导额外的断裂（或 AP 位点），然后继续使用标准彗星试验方案进行测量。作为对照，类核与不含酶的缓冲液孵育。用该酶修饰的得分数减去该样本的得分数，就得到了净酶敏感位点的频率。第一个这样的修饰（Collins 等，1993）是使用细菌修复酶 EndoⅢ，这种酶可以在氧化嘧啶的位点上进行断裂，它很快就被应用于营养干预试验领域的人类生物监测（Duthie 等，1996）。

7.2 改良彗星试验的修饰酶及其应用

迄今，与彗星试验结合使用来测量不同 DNA 损伤的酶有甲酰胺嘧啶-DNA 糖基化酶（Fpg）、人类 8-氧代鸟嘌呤 DNA 糖基化酶（hOGG1）、核酸内切酶Ⅲ（EndoⅢ）、T4 核酸内切酶Ⅴ（T4 endo Ⅴ）、尿嘧啶-DNA 糖苷酶（Udg）、核酸外切酶Ⅲ（ExoⅢ）、3-甲基腺嘌呤-DNA 糖基化酶Ⅱ（AlkA）、核酸内切酶Ⅳ（EndoⅣ）、核酸内切酶Ⅲ样蛋白 1（NTH1）、3-甲基腺嘌呤-DNA 糖基化酶（AlkD）和人类烷基腺嘌呤-DNA 糖基化酶（hAAG）。

其中某些酶得到了广泛的应用，而另一些则很少使用。如上所述，EndoⅢ是第一个与彗星试验结合使用的酶。但是，Fpg 是目前使用最多的，其次是 EndoⅢ、hOGG1、Udg、AlkA、和 T4 endo Ⅴ。另半数的酶很少被使用，包括 uvrABC、ExoⅢ、EndoⅣ、NTH1、AlkD 和 hAAG。有 3 种酶（uvrABC、AlkA 和 AlkD）是在研究实验室制备的，而未在市场上出售。

在某些情况下，酶的名称包括酶的底物，但这可能会引起误解。Fpg 就是一个很好的例子，它不仅能作用于甲酰胺产物（开环嘌呤），还能作用于氧化嘌呤（见下文）。如果目的是尽可能多地检测损伤，那么 Fpg 的广泛特异性（也可以检测烷基化碱基分解导致的开环嘌呤）可以被视为一种优势，但在解释结果时需要谨慎。一些酶能在碱基不稳定位点进行断裂，虽然这本不是其主要底物，但却是 DNA 损伤清除的中间环节。下面，简要介绍这些酶的来源、底物和生化特征及其与彗星试验结合的应用领域。此外，还将讨论该方法未来的潜在发展和应用。

7.2.1　甲酰胺嘧啶- DNA 糖基化酶（Fpg）

Fpg（也称为 MutM）是一种来自大肠杆菌的 DNA *N*-糖基化酶，其因能够切除由受损腺嘌呤和鸟嘌呤衍生的开环嘌呤（甲酰胺嘧啶，fapy）而得名，其可产生 AP 位点（Boiteux 等，1990，1992）。除了碱基切除功能，像其他 DNA 糖基化酶，Fpg 也具有相关的 AP 裂解酶活性，它可以删除 AP 位点，留下一个碱基间隙。后来发现，Fpg 在体内的主要底物可能是氧化嘌呤，尤其是 8-氧鸟嘌呤，而不是 Fapy 残基（Boiteux，1993）。

1995 年，Evans 等引入 EndoⅢ后不久，该酶首次与彗星试验结合使用。他们使用人类早髓细胞（HL60），在核黄素存在的情况下用白光照射人类早髓细胞。他们观察到，当裂解细胞在某些核黄素浓度下与 Fpg 孵育时，尾矩增加。一年后，Dusinská 和 Collins（1996）发表了一项研究，旨在通过使用不同的酶，如 Fpg 和 uvrABC 来检测新的 DNA 损伤，从而增加检测的范围和灵敏度。他们优化了彗星试验中酶消化步骤的条件。将 Fpg 修饰的彗星试验应用于H_2O_2处理的 HeLa 细胞，处理后的细胞在培养基中培养 2 h 后，修复 DNA 链断裂，提供更精确的 DNA 氧化损伤测量。他们还将 Fpg 修饰的彗星试验应用于 H_2O_2 处理和未处理的健康志愿者的淋巴细胞；他们能够测量氧化损伤 DNA 的内源性水平。通过与 X 线照射的细胞（每个戈瑞的断裂频率是已知的）比较，人类淋巴细胞中 Fpg 敏感位点的频率估计为 0.25 个/10^9 Da（类似于 EndoⅢ敏感位点的频率 0.22）（Collins 等，1996）。

鉴于酶获得的结果，作者得出结论，在彗星试验中使用酶肯定提高了灵敏度，扩大了试验在遗传毒性测试和人类生物监测等领域的范围。

Speit 等（2004）的研究表明，Fpg 也能识别 DNA 中的烷基化损伤，特别是开环的 N-7 鸟嘌呤加合物（N-7 烷基鸟嘌呤）。这些损伤在碱处理下转化为开环鸟嘌呤，这是 Fpg 检测到的 DNA 改变之一。彗星试验的裂解步骤在 pH 为 10 的条件下进行，并发生在酶孵育之前，这可能是在试验过程中发生这种转化的原因。Hansen 等（2018）及随后 Muruzabal 等（2020）的研究表明，如果裂解在 pH 为 7 时进行，用烷基化剂甲基甲磺酸处理的细胞中没有发现 Fpg 敏感位点，但如果溶解在 pH 为 10 时进行，则发现了 Fpg 敏感位点。

7.2.1.1 人类生物监测

Fpg 广泛应用的领域是人类生物监测。最近，Møller 等（2019）在一项横断面研究中研究了日常食用的鱼、蔬菜、水果、沙拉、全麦面包和土豆对氧化损伤 DNA 水平的影响。他们发现，摄入鱼类的量与女性中 Fpg 敏感位点的水平成反比（在调整了其他各种生活方式因素后）。Shaposhnikov 等（2018）研究了饮用咖啡对健康志愿者活性氧影响的潜在保护作用，通过酶修饰彗星试验测量外周血单个核细胞中 DNA 的氧化水平。研究人员没有发现咖啡对 DNA 损伤有影响，这意味着咖啡对人体健康既没有益处也没有害处。

除了营养研究，Fpg 修饰的测定方法已被用于生理研究和调查职业和其他类型的暴露。例如，根据血细胞中 Fpg 敏感位点发现，年龄和 DNA 氧化之间存在正相关关系（Humphreys 等，2007；Mota 等，2010）。Cavallo 等（2006）发现，从地面机场工人采集的血液和颊黏膜细胞和在同一机场办公室工作人员相比具有一个更高水平的 Fpg 位点。Løhr 等（2015）发现，男性（而不是女性）饮酒与 Fpg 敏感位点的水平成正比。Williamson 等（2020）发现，在低氧条件下进行高强度运动试验后，健康男性参与者的 DNA 氧化损伤水平（就 Fpg 敏感位点而言）高于正常氧条件下。

Fpg 修饰的彗星试验也已用于疾病研究。例如，Biancini 等（2015）比较了法布里病患者和健康对照组的基础 DNA 断裂和氧化损伤。他们在法布里病患者中发现了更高水平的 Fpg 位点。

7.2.1.2 遗传毒性测试（体内和体外）

Fpg 修饰的彗星试验的另一个广泛应用是遗传毒性测试。事实上，已经进行了几次体外 Fpg 修饰的彗星试验遗传毒性测试验证的尝试。Smith 等（2006）将 Fpg 与另外两种酶（Endo Ⅲ 和 hOGG1）进行了比较，以提高彗星试验的敏感性。用氧化剂和烷化剂处理小鼠淋巴瘤细胞（L5178Y），所有酶均可提高检测灵敏度；其中，hOGG1 对于 DNA 氧化损伤的特异性最强。

Azqueta 等（2013）利用 Fpg 修饰的彗星试验评估了选定的已知遗传毒性化合物（具有不同的作用机制）、非遗传毒性但细胞毒性化学物和非遗传毒性无细胞毒性化学物质在人淋巴母细胞样（TK－6）细胞中的遗传毒性。遗传毒物在相关浓度下检测，没有假阳性，而非遗传毒性化合物没有阳性结果。因此得出的结论是，Fpg 与彗星试验联合使用可显著提高其敏感性，而不降低其特异性。

Soloneski 等(2017)利用酶修饰试验(EndoⅢ和 Fpg)研究了一种除草剂咪唑乙烟酸(imazethapyr)对哺乳动物 CHO-K1 细胞的遗传毒性。他们认为,DNA 氧化损伤可能是除草剂遗传毒性的潜在机制。在最近的一项研究中,Meng 等(2020)开发了一种小鼠原代肝细胞和脾细胞共培养模型,基于 Fpg 改良的彗星试验评估体外遗传毒性。该模型具有较高的灵敏度,可区分已知的遗传毒性化合物和非遗传毒性化合物。

Kain 等(2012)发现,当使用 Fpg 修饰的彗星试验时,Fpg 对纳米颗粒可形成干扰。其他作者则认为,如果正确应用检测方法,就不可能产生这种干扰(Magdolenova 等,2012)。El Yamani 等(2017)在用二氧化钛、氧化锌、氧化铈和银纳米材料短时间和长时间(即 3 h 和 24 h)处理细胞后,使用 Fpg 修饰的彗星试验研究了它们的遗传毒性效应(El Yamani 等,2017),发现受试的所有纳米材料都是具有遗传毒性的,Fpg 的加入对于检测某些条件下诱导的氧化碱基是至关重要的。

同样,Fpg 改良的彗星试验也已应用于体内遗传毒性试验,特别是用于评估致癌化学物质的作用机制。例如,Ding 等(2012)利用体内彗星试验结合 Fpg 研究了雄性 F344 大鼠呋喃致癌机制。结果显示,氧化嘌呤在癌症生物测定剂量时呈现出近似线性的剂量-反应关系。他们由此提出了一种致癌的作用模式,涉及与氧化损伤相关的遗传毒性机制。最近,经 Fpg 修饰的彗星试验已成功应用于未处理和甲基甲磺酸处理大鼠的冷冻肝脏、肾脏和肺(Azqueta 等,2019)。

纳米颗粒的遗传毒性评估也已在体内进行。Asare 等(2016)测定了 TiO_2 和不同大小的银纳米颗粒在小鼠肝脏、肺和睾丸中的遗传毒性。使用 Fpg 修饰的彗星试验,比较野生型和 Ogg1 敲除小鼠的 DNA 氧化损伤。银纳米颗粒诱导 WT 小鼠睾丸和肺中 Fpg 敏感位点,而 TiO_2 纳米颗粒仅诱导睾丸中的 Fpg 敏感位点。与野生型相比,在 Ogg1 缺陷小鼠所有器官中,尤其是肝脏中,均表现出较多的 Fpg 敏感位点。Iglesias 等(2017)发现,暴露于 2000 mg/kg 聚酸酐纳米颗粒的小鼠十二指肠中 Fpg 敏感位点增加。在低剂量或其他胃肠道器官中没有观察到这种影响。最近,Jalili 等(2020)发现,大鼠口服铝和氧化铝纳米材料对不同组织有不同影响。氧化铝纳米材料可使大鼠骨髓中 Fpg 敏感位点增加,而铝纳米材料仅使大鼠骨髓中 Fpg 敏感部位轻微增加。

7.2.1.3 环境生物监测与生态毒理学

Fpg 修饰的彗星试验也用于调查环境中化学物质和残留物对生物遗传物

质的影响。例如,Zhao 等(2015)研究了杀虫剂(久效磷)对金鱼外周血红细胞 DNA 的损伤。金鱼经 Fpg 和 EndoⅢ孵育后,彗星试验显示,与对照组相比,暴露组金鱼红细胞 DNA 中氧化碱基水平较高。同样,Pellegri 等(2020)对用于淡水环境生物监测的彗星试验与 Fpg 结合的方案进行了标准化。该方案被成功应用,结果表明,试验生物大水蚤对引起氧化应激的污染物具有高度的有效性和敏感性。

7.2.1.4 其他研究

Fpg 修饰的彗星试验已用于研究几种化合物(主要是抗氧化剂)潜在的 DNA 保护能力及其对细胞 DNA 修复能力的影响。Lorenzo 等(2009)利用 Fpg 修饰的彗星试验,评估了 β-隐黄素(一种常见的类胡萝卜素)对光敏剂加光照(用于诱导氧化嘌呤,主要是 8-氧鸟嘌呤)诱导的 HeLa 和 Caco-2 细胞 DNA 损伤的保护作用。他们发现,这种化合物在两种细胞系中都能防止 DNA 的氧化。他们还研究了 β-隐黄素对去除氧化嘌呤的影响,方法是在 DNA 损伤诱导后不同时间进行 Fpg 修饰的彗星试验。结果表明,该类胡萝卜素可提高氧化嘌呤的 DNA 修复率。Azqueta 等(2013)采用类似的方法表明,维生素 C 不能保护 HeLa 细胞 DNA 免受光敏剂加光照引起的损伤,对诱导损伤的 DNA 修复率没有任何影响。最近,Huarte 等(2021)评估了来源于胃肠道消化的青椒多酚和熟(烤)青椒多酚对结肠 HT-29 细胞的抗氧化作用。结果表明,两种来源的青椒多酚对 HT-29 细胞的氧化性损伤没有保护作用,但在 Fpg 敏感位点有轻微的促氧化作用。

7.2.2 人类 8-氧代鸟嘌呤 DNA 糖基化酶(hOGG1)

hOGG1 是 Fpg 的真核细胞对映体,最早由 Smith 等(2006)应用在彗星试验中。hOGG1 是一种参与碱基切除修复的 DNA 修复酶,可识别并催化双链 DNA 中氧化嘌呤的去除(Boiteux 等,2000)。hOGG1 具有 *N*-糖基化酶和 AP 裂解酶活性,可裂解 *N*-糖苷键,释放受损的嘌呤离开 AP 位点,并裂解 AP 位点 3′侧的磷酸二酯键(Lukina 等,2013;Boiteux 等,2017)。

hOGG1 对 8-氧代鸟嘌呤、8-氧代腺嘌呤和 2,6-二氨基-4-羟基-5-甲酰胺嘧啶[2,6-diamino-4-hydroxy-5-formamidopyrimidine(FapyGua)]的作用是特异的(David 等,1998;Dizdaroglu,2005;Lukina 等,2013)。8-氧代鸟嘌呤已被用作氧化应激和致癌性的生物标志物,并被认为是 DNA 氧化损伤的主要后果(Angerer 等,2007;Collins,2009)。

Smith 等(2006)通过使用小鼠淋巴瘤细胞中不同作用模式的化合物,比较了 Fpg、EndoⅢ和 hOGG1 的底物特异性。为此,用甲基甲磺酸或乙基亚硝基脲(ethyl nitrosourea, ENU)处理细胞,从而诱导烷基化损伤;并与溴酸钾相互作用来诱导 DNA 氧化损伤(主要是 8-氧代鸟嘌呤)。经烷化剂孵育后,Fpg 和 EndoⅢ的链断裂显著增加;但在 hOGG1 中却没有这样的增加。另外,经溴酸钾处理后,Fpg 和 hOGG1 识别的断裂位点均诱导了类似的大幅增加,而 EndoⅢ的影响则较小。总之,这些结果表明 hOGG1 对 DNA 氧化损伤(8-氧代鸟嘌呤)的特异性高于 Fpg 或 EndoⅢ。因此,在经过一种未知作用方式的毒物处理后,Fpg 或 EndoⅢ消化引起的链的断裂不一定是氧化损伤导致的(Smith 等,2006;Azqueta 等,2013;Hansen 等,2018;Muruzabal 等,2020)。由此可见,hOGG1 对 DNA 氧化损伤的估计更可靠。

在各种研究中,hOGG1 已经在体外、体内和人体中应用于测量氧化损伤,尽管其应用范围不及 Fpg 或 EndoⅢ。

7.2.2.1　人类生物监测

hOGG1 在人类生物监测中的应用不多,但有很大的潜力。在一项大型人类生物监测研究中,Løhr 等(2015)利用 Fpg 和 hOGG1 修饰的彗星试验研究了外周血单个核细胞中的氧化碱基与代谢危险因素之间的关系,研究对象为 1 019 名 18~93 岁的受试者。他们发现年龄与女性 Fpg 和 hOGGG1 敏感位点的水平有关。hOGG1 敏感位点也与血浆甘油三酯浓度相关。

最近,Dinçer 等(2019)推测,DNA 修复基因的多态性可能与阿尔茨海默病患者 DNA 氧化损伤修复能力的改变有关。利用 hOGG1 修饰的彗星试验,作者发现,与 Ser326Cys 多态性患者相比,具有 Ser326Cys+Cys326Cys 多态性的阿尔茨海默病患者的 DNA 氧化损伤更高。

7.2.2.2　遗传毒性测试(体内和体外)

Valdiglesias 等(2011)评估了海洋毒素冈田软海绵酸(okadaic acid, OA)对人外周血白细胞、SHSY5Y 细胞(人神经母细胞瘤细胞系)和 HepG2 细胞(人肝细胞癌细胞系)的 DNA 氧化损伤。为了评估可能诱导的 DNA 氧化损伤,基于 Smith 等(2006)的特异性结论,他们使用 hOGG1 来测量 8-氧代鸟嘌呤水平。在 S9 存在和不存在的情况下都进行了这一测定,以评估冈田软海绵酸是直接作用还是需要代谢激活。作者发现,冈田软海绵酸直接诱导白细胞 DNA 氧化损伤,直接或间接诱导 SHSY5Y 细胞 DNA 氧化损伤,而不诱导 HepG2 细胞 DNA 氧化损伤。最近，hOGG1 修饰的彗星试验也被应用于体外研究支原体感染对培养细胞的影响（Ji 等，2019）。特别值得一提的是，作者报道了 hOGG1 在感染支原体的细胞中诱导氧化损伤，即 hOGG1 敏感位点，并且发现与未感染的细胞相比，修复能力下降。

Valdiglesias 等（2012）在体内评估了一种油轮燃油的潜在遗传毒性效应，WistarHan 大鼠和 BrownNorway 大鼠通过吸入室暴露于燃油中 3 周，并在最后一次暴露后 72 h 和 15 天进行白细胞遗传毒性评价。为了确定主要的 DNA 损伤，在标准的彗星试验版基础上使用 hOGG1 修饰的彗星试验评估 DNA 氧化损伤。吸入燃油在两种大鼠中都引起了碱基氧化，特别是在暴露 15 天后，作者认为这可能是因为燃油化合物的积蓄和随后的释放。最近，Rašić 等（2020）利用 hOGG1 修饰的彗星试验在体内研究了杂色曲霉素（sterigmatocystin）对雄性 Wistar 大鼠的毒性机制。短时间口服杂色曲霉素后的结果显示，其可诱导肝脏和肾脏的氧化损伤（hOGG1 敏感位点）。

hOGG1 也被用于纳米颗粒的遗传毒性评估。例如，Fernánez-Bertólez 等（2019）评估了氧化铁纳米颗粒对不同神经系统细胞（人类 SH-SY5Y 神经元和 A172 胶质细胞）造成的氧化损伤。他们的结果表明，氧化铁纳米颗粒可诱导神经元和胶质细胞 DNA 的氧化损伤。

Pfuhler 等（2017）在体内评估了 15 nm 的二氧化硅纳米颗粒诱导的潜在 DNA 损伤。将标准彗星试验和 hOGG1 修饰的彗星试验应用于静脉注射二氧化硅纳米颗粒处理的 Wistar 大鼠的血液、肾脏和肝脏样本。口服两种阳性对照化合物（EMS 和溴酸钾）以测试彗星试验方案的可靠性。在使用高剂量纳米颗粒的动物中，酶与彗星试验的结合使用显著增加了可测量的 DNA 损伤。同样，溴酸钾在 hOGG1 方案中显示出强烈的 DNA 损伤反应，特别是在肾脏中（其致癌活性的靶器官），而使用标准彗星试验则未观察到任何反应。EMS 在不添加 hOGG1 的情况下可导致强烈的 DNA 反应，但该酶进一步提高了 DNA 损伤水平，因为该化合物作为一种直接作用的遗传毒物，也可以诱导氧化应激。

7.2.3 核酸内切酶Ⅲ（EndoⅢ）

EndoⅢ或 Nth 也被称为胸腺嘧啶乙二醇－DNA 糖基化酶，是一种大肠杆菌酶，通过 *N*－糖基化酶活性从双链 DNA 中切除氧化嘧啶，从而产生 AP 位点。然后，该酶由于具有 AP 裂解酶活性，AP 位点在 3′端被切除（β 消除），留下 5′－磷酸和 3′－磷酸－α，β－不饱和醛（Doetsch 等，1990；David 等，1998）。

EndoⅢ能够识别广泛的氧化嘧啶，包括胸腺嘧啶乙二醇、5-羟基胞嘧啶、尿嘧啶乙二醇、胞嘧啶乙二醇和5-羟基尿嘧啶（Doetsch等，1990；Boiteux，1993；David等，1998）。当使用GC/MS和DNA对多发性损伤进行特异性研究时，鉴别出了额外的EndoⅢ底物（包括嘌呤衍生底物FapyAde）（Dizdaroglu，2005）。

最初的EndoⅢ彗星试验使用不同剂量H_2O_2处理的HeLa细胞，随后短时间培养以允许断裂链重新连接，同时保留修复较慢的氧化碱基作为酶的底物（Collins等，1993）。EndoⅢ将氧化碱基转化为链断裂，可以用彗星试验检测到。结果显示，与单独使用酶缓冲液相比，使用酶处理的细胞DNA断裂量呈H_2O_2依赖性增加，而未处理的细胞在使用EndoⅢ孵育后，DNA断裂量没有明显增加。在同一项工作中，将EndoⅢ修饰的彗星试验应用于健康个体的人类淋巴细胞，以检测源自体内的氧化DNA碱基的存在。与未经处理的HeLa细胞不同，来自健康个体的淋巴细胞含有许多对EndoⅢ敏感的位点。在HeLa细胞和人淋巴细胞中，酶浓度的增加对彗星外观没有影响。

（1）人类生物监测：EndoⅢ已经在一项抗氧化剂补充试验中使用。这项营养干预试验首次结合了酶和彗星试验，证明了抗氧化剂补充对淋巴细胞内源性DNA碱基氧化的作用，以及增强了对外源性氧化的抵抗（Duthie等，1996）。这些结果证明了彗星试验在人群中筛选DNA损伤效应的价值和方便性。

自那时起，彗星试验与EndoⅢ联合应用已被广泛用于人类生物监测，以评估氧化应激，通常用于外周血单个核细胞（通常称为淋巴细胞）和营养干预试验（Collins，2017）。例如，Moser等（2011）在一项营养干预试验中评估了食用菠菜对淋巴细胞DNA稳定性的保护作用。

在另一个临床研究中，Devecioglu等（2018）利用EndoⅢ和Fpg酶修饰的彗星试验，评估了阿那曲唑（第三代芳香化酶抑制剂，用于绝经后女性乳腺癌的内分泌治疗）对患者淋巴细胞氧化损伤的影响。结果显示，阿那曲唑没有导致DNA氧化损伤，因为与对照组相比，使用阿那曲唑的患者的EndoⅢ和Fpg敏感位点都没有增加（但该研究受到样本数量较少的限制）。Azqueta等（2020）最近介绍了评估彗星试验在人类生物监测研究中的作用（Azqueta等，2020）。讨论了EndoⅢ、Fpg、hOGG1、Udg在不同研究中的应用。

（2）遗传毒性测试（体内和体外）：该酶已被广泛用于体外和体内试验系统的遗传毒性测试。例如，Michatowicz和Majsterek（2010）首次使用Fpg和EndoⅢ评估了氯酚、氯邻苯二酚和氯胍醇对外周血单个核细胞中DNA嘌呤和嘧啶的氧化修饰。低浓度的氯酚和氯儿茶酚引起的氧化损伤，主要影响嘧啶类化合物,Fpg 敏感位点比 EndoⅢ的敏感位点更多。

同样,使用包括 EndoⅢ在内的修复酶的彗星试验,Mokra 等(2018)首次证实双酚 A 和其他结构类似物诱导人类外周血单个核细胞中的 DNA 氧化。最近,Dalberto 等(2020)利用彗星试验结合不同酶(包括 EndoⅢ)评估了可替宁(尼古丁的主要代谢物)和尼古丁在神经细胞系 SH-SY5Y 中的遗传毒性。结果显示,与对照组相比,处理后的细胞中仅 Fpg 敏感位点显著增加,这表明可替宁和尼古丁诱导的是氧化嘌呤而不是氧化嘧啶。EndoⅢ体外彗星试验也被用于纳米材料的遗传毒性评估。例如,Demir 等(2014)研究了两种不同尺寸的氧化锌纳米颗粒对人 TK-6 细胞系的作用机制;他们证实,只有较大的氧化锌纳米颗粒(50~80nm,与 35 mn 的颗粒比较)所引起的效应可能归因于 DNA 氧化损伤。

体内遗传毒性的研究也已使用 EndoⅢ修饰的彗星试验。Ding 等(2011)评价了单次口服甲基丁香酚(methyleugenol,MEG)对 F344 大鼠肝脏 DNA 损伤的影响。在导致啮齿类动物中产生肿瘤的 MEG 剂量暴露后,EndoⅢ敏感位点显著增加,暗示这可能是其致癌模式之一。Shukla 等(2011)评价了使用酶修饰彗星试验检测已知氧化剂处理的黑腹果蝇体内 DNA 氧化损伤。Novotna 等(2017)使用 EndoⅢ和 Fpg 修饰的彗星试验评估了用于标记和示踪移植细胞的氧化铁和钴锌铁纳米颗粒对大鼠的影响。他们的结果表明,植入两种纳米颗粒标记的细胞都不会在治疗大鼠的脑组织中引起明显的氧化应激。

(3) 环境生物监测与生态毒理学：EndoⅢ修饰的彗星试验也应用于生态毒理学。例如,Iturburu 等(2018)评估了一种新烟碱类杀虫剂吡虫啉对淡水鱼华美南丽鱼的体内遗传毒性。结果表明,鱼类暴露在与环境相关浓度的杀虫剂时,这种浓度的杀虫剂可导致其 DNA 氧化损伤。

(4) 其他研究：EndoⅢ修饰的彗星试验也被用于研究不同化合物的 DNA 保护潜力。例如,Kager 等(2010)评估了饮用绿茶提取物对健康大鼠内源性 DNA 氧化损伤的保护作用,结果显示,高剂量的绿茶提取物降低了不同组织中 70%以上的基础酶敏感位点。同样,用酶修饰的彗星试验测定咖啡银皮提取物在 HepG2 细胞中的化学保护能力(Iriondo-DeHond 等,2017);结果显示,提取物降低了氧化嘌呤和嘧啶(分别为 Fpg 敏感位点和 EndoⅢ敏感位点)的水平。

7.2.4 T4 核酸内切酶Ⅴ(T4 endo Ⅴ)

T4 endo Ⅴ是一种嘧啶二聚体特异性的 DNA 糖基化酶(Gallagher 等,

1986)。最初是从T4噬菌体感染的大肠杆菌中分离出来的。该酶可识别由紫外线辐射(环境主要是紫外线B)诱导的环丁烷嘧啶二聚体,环丁烷嘧啶二聚体由两个相邻的嘧啶(通常是胸腺嘧啶)组成,环丁烷环共价连接。T4 endo Ⅴ可以裂解环丁烷嘧啶二聚体的5′-嘧啶的糖苷键,但也具有AP裂解酶活性,因此它随后会与糖基化酶生成的无碱基位点3′端裂解磷酸二酯键(Schrock等,1993)。其由于具有AP裂解酶活性,能够检测和裂解AP位点,但效率低于环丁烷嘧啶二聚体。事实上,研究发现只有大约60%的T4 endo Ⅴ敏感位点是真正的环丁烷嘧啶二聚体;其余40%是AP位点(Jiang等,2009)。

Dizdaroglu等(1996)报道,T4 endo Ⅴ除了对环丁烷嘧啶二聚体具有众所周知的活性外,还通过*N*-糖基化酶活性从DNA中切除FapyAde,但据估计,与切除环丁烷嘧啶二聚体相比,FapyAde的释放水平非常低(仅为环丁烷嘧啶二聚体的13%)。

1997年,Collins等首次将该酶与彗星试验结合使用,以表征啮齿动物对紫外线敏感的突变细胞系。在这项研究中,作者检测了几种细胞系对紫外线照射的反应,并使用T4 endo Ⅴ修饰的彗星试验监测环丁烷嘧啶二聚体的去除情况,比较不同细胞系的环丁烷嘧啶二聚体切除率。

T4 endo Ⅴ已在不同领域与彗星试验结合使用,主要用于紫外线照射后环丁烷嘧啶二聚体的检测。

(1) 人类生物监测: T4 endo Ⅴ修饰的碱性彗星试验可应用于人晶状体被膜的上皮细胞(Øsnes-Ringen等,2013)。从进行白内障摘除手术的患者中提取样本,在获得样本后立即进行分析,在培养基中培养1周后再进行分析。目的是测量该组织的基础DNA损伤,同时也研究在体外条件下可能的细胞变化。在所有测试条件下均可观察到低水平的T4 endo Ⅴ敏感位点。

采用类似的方法,将T4 endo Ⅴ改良彗星试验应用于角膜上皮(Haug等,2013)。目的是研究不同的储存条件对角膜移植的影响;10个样品低温保存在Optisol-GS角膜存储液中,然后转移到器官培养基中32℃条件下培养1周。较低水平的T4 endo Ⅴ敏感位点在器官培养基中培养1周后略有增加。该研究也使用了Fpg和EndoⅢ。在一项类似但样本数量较少的研究中,T4 endo Ⅴ敏感位点的水平在孵育前后非常相似(Azqueta等,2018)

(2) 遗传毒性测试(体内和体外): 关于遗传毒性评估,一些体外研究已经使用原代培养或稳定细胞系的人类细胞进行。例如,Woollons等(1997,1999)评估了人造日光浴灯和日光浴床的遗传毒性潜力。使用T4 endo Ⅴ和彗星试验,作者能够检测培养的人成纤维细胞中环丁烷嘧啶二聚体的诱导。

Sparrow 等(2003)研究了双维 A 酸吡啶 A2E(pyridine bis-retinoic acid A2E)与蓝光在视网膜色素上皮细胞中的相互作用的潜在遗传毒性。与 T4 endo Ⅴ、Fpg 和 EndoⅢ联合进行彗星试验发现了 Fpg 和 EndoⅢ敏感位点,但没有发现 T4 endo Ⅴ敏感位点,从而证实了紫外线对 DNA 没有直接影响。

(3) 环境生物监测与生态毒理学：为了评估紫外线辐射对植物的影响,Sastre 等(2001)评价了酶修饰的彗星试验检测紫外辐射对红胞藻 DNA 损伤的敏感性,并推荐了包括酶消化步骤在内的检测方法作为一种合适的检测紫外辐射对微藻 DNA 损伤的方法。最近,Hola 等(2015)将 T4 endo Ⅴ与彗星试验结合,评估植物对紫外线 B 辐射的响应。特别是,它被用于对环丁烷嘧啶二聚体的特异性检测,并评价其在苔藓小立碗藓中的切除动力学。

(4) 其他研究：Sauvaigo 等(1998 年)将酶与彗星试验结合使用,来验证电泳样品也使用单克隆抗体间接免疫荧光检测进行分析的方法。用紫外线 B 照射人成纤维细胞,并使用 T4 endo Ⅴ修饰的彗星试验和免疫检测试验对其进行评估。酶的使用证实了免疫检测方法的特异性;使用 T4 endo Ⅴ时,损伤部位被消化,无法进行抗体检测,而没有酶消化步骤时,抗体反应随紫外线 B 的剂量呈线性变化。

Rafferty 等(2003)、Decome 等(2005)和 Robinson 等(2010)采用 T4 endo Ⅴ修饰的彗星试验研究了不同物质(硒化合物、光解酶和外源光敏剂)对紫外线照射细胞中环丁烷嘧啶二聚体水平的影响(即修复或预防)。

7.2.5 尿嘧啶-DNA 糖苷酶(Udg)

Udg 是一种普遍存在于 DNA 中的尿嘧啶特异性碱基切除修复酶。来自大肠杆菌的 Udg 是第一个被发现的 DNA 糖苷酶,后来证明其在其他细菌、酵母、绿色植物、动物甚至线粒体中是高度保守的(Lindahl,1974)。

Udg 检测并切除单链和双链 DNA 中的尿嘧啶,但不检测 RNA 中的尿嘧啶(Kow,2002)。DNA 中尿嘧啶残基的存在是胞嘧啶自发脱氨(产生 U：G 失配)或复制过程中 dUMP 与腺嘌呤错配(产生 U：A 配对)的结果。具体来说,Udg 催化磷酸糖骨架和尿嘧啶残基之间的 *N*-糖苷键的水解裂解。与其他糖基化酶(如 hOGG1、Fpg)不同,Udg 不具有 AP 裂解酶活性,不能裂解生成的无碱基位点的磷酸二酯骨架。Udg 也能够较低效地识别其他损伤形成的产物,如5-氟尿嘧啶和脱氨产物(如 5-羟基尿嘧啶和 5,6-二羟基尿嘧啶)(Zastawny 等,1995;Kow,2002)。

Duthie 和 McMillan(1997)开发了 Udg 修饰的彗星试验,用于检测人类

DNA 中错误掺入的尿嘧啶。利用在正常培养基和缺乏叶酸的培养基中培养的健康男性的淋巴细胞和 HeLa 细胞进行体外试验发现，在缺乏叶酸的培养基中培养的细胞 Udg 敏感位点增加。这证实了改良方案在检测人类细胞中错误掺入尿嘧啶的特异性。

Duthie 和合作者在几个体外（Duthie 等，1998；Duthie 等，2000，2008）、体内（Duthie 等，2000，2010）试验和人体研究（Narayanan 等，2004；Basten 等，2006）中使用了 Udg 修饰的彗星试验研究尿嘧啶与叶酸状态的关系证实，缺乏叶酸会导致 DNA 中尿嘧啶增加，补充或增加叶酸会导致尿嘧啶相应减少。

Duthie 及其合作者进行的人类研究在血细胞中应用了 Udg 修饰的彗星试验（Narayanan 等，2004；Basten 等，2006）；而其他研究团队应用这种方法来研究叶酸在靶器官中的作用。与对照组相比，结肠息肉患者结肠活检中的尿嘧啶水平升高（McGlynn 等，2013），使用叶酸进行的随访干预研究中发现尿嘧啶水平下降（O'Reilly 等，2016）。

Udg 修饰的彗星试验也已应用于与叶酸状态无关的研究领域。Swain 和 Subba Rao（2011）对幼龄（7 天）、成年（6 个月）和老年（2 岁）大鼠分离的神经元和星形胶质细胞进行了研究，观察到 Udg 敏感位点随着年龄的增长而增加（包括链断裂和 hOGG1 敏感位点）。

Udg 修饰的彗星试验也被用于评估急性淋巴细胞白血病患儿在甲氨蝶呤（methotrexate，MTX）和 6-巯基嘌呤（6-mercaptopurine，6MP）不同治疗时间点的淋巴细胞基础和诱导的 DNA 损伤水平（Stanczyk 等，2012）。他们观察到，同时使用 6MP 和 MTX 治疗后与治疗前、治疗后 14 天与单独用 6MP 治疗相比，患者淋巴细胞中 Udg 敏感位点水平升高。治疗前未观察到患者和对照组淋巴细胞的差异。

7.2.6　核酸外切酶Ⅲ（ExoⅢ）

ExoⅢ又称为 AP 内切酶Ⅵ，是一种来自大肠杆菌的 AP 内切酶。ExoⅢ催化双链 DNA 中不同键的水解，并参与修复过程（Demple 等，1994）。它包括一个 3′-5′外切酶（从 DNA 链的 3′端释放出 5′脱氧核苷酸）、一个 AP 内切酶（在 AP 位点切割磷酸二酯骨架）及一个 DNA 3′-磷酸酶（Rogers 等，1980）。

标准碱性彗星试验即在 pH>13 条件下进行碱性解螺旋和电泳；从而揭开 AP 位点，因为 AP 位点在这种碱性条件下转化为链断裂。这可能就是为什么这种酶只在小范围内与彗星试验结合使用，特别是在旨在评估不同 pH 版本的彗星试验的研究中。ExoⅢ最初是在 1999 年由 Angelis 和他的同事们纳入彗星试验方案的。当时，作者正在调查各种不太敏感的彗星试验版本，因为在一些人类生物监测研究中，受试者暴露在高水平的辐射或化学物质中，链断裂的基础水平太高，无法准确测量任何额外的酶敏感位点。他们在动物和植物细胞中，往往使用不同的DNA损伤剂并选择损伤特异性酶，来评估碱性-中性（A/N）彗星试验（碱性孵育，然后中性电泳）的有效性。ExoⅢ修饰的彗星试验应用于各种浓度的经甲基甲磺酸或甲萘醌处理的蚕豆根尖细胞，以便检测和比较碱性解螺旋/中性电泳（A/N）、碱性解螺旋/碱性电泳（A/A）和中性的预孵育/中性电泳（N/N）几种不同条件下的AP位点。结果表明，如果不使用ExoⅢ，一些AP位点不会被检测到，这表明当使用标准彗星试验时，一些AP位点对A/N条件甚至A/A条件有抗性（由于A/A条件使AP位点转化为链断裂，A/A条件是最敏感的，而N/N条件在未处理细胞中提供了更高的背景，作者认为，由于N/N条件下DNA未变性，细胞核可能发生变形）。Angelis等通过不同的处理方案（包括一个适应方案，即先用低浓度处理一段时间，然后再用高浓度处理），在A/N和A/A条件下，研究烷基化诱变剂诱导的蚕豆根尖分生细胞核链断裂和AP位点（Angelis等，2000）。在A/N条件下，ExoⅢ修饰的彗星试验在所有测试条件下都诱导了额外的断裂，这表明烷化剂处理后AP位点的存在。当应用适应方案时，ExoⅢ敏感位点的水平降低，说明AP位点的修复有助于适应现象的产生。如果蛋白质合成被抑制，这种效果就不会被观察到。该酶也与彗星试验结合使用，以表征由杂环*N*-亚硝基吗啉（N-nitrosomorpholine，NMOR）诱导的人类结肠癌Caco-2细胞中的链断裂的起源（Robichová等，2001）。在pH>13条件下（解螺旋与电泳），NMOR诱导的DNA损伤呈剂量依赖性增加，而在pH为12.1时没有检测到损伤。当在pH为12.1条件下进行彗星试验（解螺旋与电泳）时，观察到ExoⅢ敏感位点呈剂量依赖性增加，表明NMOR可诱导AP位点。出于类似的目的，Rojas和合作者在未刺激和pHA刺激的全血暴露于依托泊苷（etoposide）的情况下，将ExoⅢ与彗星试验结合使用（Rojas等，2009）。在pH>13时（解螺旋与电泳），未受刺激的血细胞DNA损伤呈剂量依赖性增加；而在pH为12.1时没有检测到损伤。同时，在这两种情况下，受刺激的血细胞显示出DNA损伤的剂量依赖性增加。在pH为12.1（解螺旋和电泳）的彗星试验后，未受刺激的血细胞中观察到ExoⅢ敏感位点的剂量依赖性增加。这种增加在pHA刺激的血细胞中没有观察到。

7.2.7 3-甲基腺嘌呤-DNA糖基化酶Ⅱ（AlkA）

AlkA是一种单功能细菌修复酶，具有最广泛的底物范围，能够切割烷基化嘌呤和嘧啶(Krokan 等,1997)。最初,AlkA 被认为专门参与检测和修复烷基化损伤,主要是检测 3-甲基腺嘌呤;但它也能检测到 3-甲基鸟嘌呤、7-甲基腺嘌呤、7-甲基鸟嘌呤、O^2-烷基胞嘧啶、O^2-烷基胸腺嘧啶和次黄嘌呤(Bjelland 等,1994;Krokan 等,1997;David 等,1998)。然而,Berdal 等(1998)表明,AlkA 也可以非特异性地去除正常碱基残基,其去除效率低于受损碱基。

Collins 等(2001)首次将 AlkA 与彗星试验结合使用。该研究对反应条件进行优化,尽量减少与正常碱基的非特异性反应以检测烷基化碱基。因此,先在未处理的淋巴细胞中以不同浓度和不同孵育时间使用酶。然后,将筛选出来的条件应用于经甲基甲磺酸处理的人类外周血单个核细胞,显示出了高水平的 DNA 损伤,而在正常细胞中可见低背景水平。通过对淋巴细胞 X 线照射的校准,计算出 AlkA 检测到的烷基化损伤的背景水平约为 0.8 个位点/10^9 Da DNA,或 3 000 个烷基化碱基/细胞(这可能反映了 AlkA 对未损伤碱基的活性)。这与用 Fpg 和 EndoⅢ进行的彗星试验测定的氧化碱基损伤水平非常相似。

AlkA 已被用于几个体外遗传毒性研究,也被两个研究团队用于职业和临床研究。也有团队利用人类淋巴细胞研究氯化镍(Wozniak 等,2002)、去甲柔比星和米托蒽醌(Błasiak 等,2002)、乙酸铅(Wozniak,2003)、四氧嘧啶(Błasiak 等,2003)和链脲佐菌素(Błasiak 等,2004a)的遗传毒性效应。在利用人类淋巴细胞研究链脲佐菌素的遗传毒性效应研究中,也使用了 HeLa 细胞。氯化镍、去甲柔比星、乙酸铅、四氧嘧啶和链脲佐菌素都能诱导碱敏感位点。

AlkA 还被用于研究石棉和矿物纤维的影响,试验对象分别为来自前石棉水泥厂和岩棉厂的工人(Dusinska 等,2004a,2004b)。研究发现,在接触石棉的工人中,淋巴细胞中烷基化碱基的存在与年龄普遍呈正相关,烷基化碱基与职业接触年限也呈正相关。他们没有发现石棉暴露对 AlkA 敏感位点的水平有任何影响。

Błasiak 等(2004b)发现,诊断为 2 型糖尿病的患者和对照组的淋巴细胞中烷基化损伤水平无差异;幽门螺杆菌感染患者的胃黏膜细胞与未感染对照组相比也没有差异(Arabski 等,2005)。他们还在乳腺癌患者的病例对照研究中评估了烷基化碱基的水平,发现尽管化疗前乳腺癌患者与对照组之间的 AlkA 敏感位点没有差异,但化疗后烷基化碱基水平增加(Błasiak 等,2004)。

Fpg 和 EndoⅢ在本节提到的所有研究中也被使用,但 Arabski 等(2005)的研究中没有使用 EndoⅢ。

7.2.8 核酸内切酶Ⅳ(EndoⅣ)

EndoⅣ又称为脱氧核糖核酸酶Ⅳ,是一种细菌AP内切酶,在大肠杆菌中发现的。EndoⅣ具有3′-磷酸二酯酶活性,在AP位点切割DNA骨架,产生一个3′-OH端的单链断裂(Jilani等,2003;Daley等,2010)。

如前所述,AP位点可通过碱性彗星试验检测到,因为它们在碱性条件下转化为断裂。这就是这种酶没有被广泛应用于彗星试验的原因之一。Holt和Georgakilas(2007)将该酶与Fpg和EndoⅢ应用于改良的中性的彗星试验(在pH 8.5的条件下预孵育和电泳),以评估暴露于与放射治疗等效剂量γ-辐射的白血病细胞可能出现的双链断裂和氧化DNA碱基的积累。使用EndoⅣ是因为它可以检测AP位点(包括氧化引起的AP位点)及DNA中的脲残留物。3种酶的酶敏感位点均呈剂量依赖性增加。值得一提的是,中性彗星试验不仅检测双链断裂,还可检测单链断裂(Collins等,2008;Azqueta等,2013)。

另外一篇文章描述了EndoⅣ结合彗星试验的使用。Gordon-Thomson等(2012)研究了活性维生素D(1α,25-二羟基维生素D_3)是否能保护人类角质形成细胞免受紫外线诱导的DNA损伤,以及活性氮是否可能参与了其产生。为此,可采用EndoⅣ、T4 endo Ⅴ和hOGG1酶修饰的彗星试验(在pH 12.1碱性解螺旋和电泳)分别检测AP位点、环丁烷嘧啶二聚体和AP位点、8-氧代腺嘌呤。在紫外线照射的人角质形成细胞中检测到EndoⅣ、T4 endo Ⅴ和hOGG1敏感位点,但维生素D降低了这些位点。采用EndoⅣ鉴别环丁烷嘧啶二聚体和AP位点;推算的环丁烷嘧啶二聚体分数是将T4 endo Ⅴ敏感位点减去净EndoⅣ敏感位点计算出来的。

7.2.9 核酸内切酶Ⅲ样蛋白1(NTH1)

NTH1是细菌EndoⅢ的真核细胞对映体,和其细菌同源物一样,NTH1具有*N*-糖基化酶活性,用于切除受损的DNA碱基,留下AP位点,AP裂解酶随后裂解该位点(Aspinwall等,1997)。在NTH1特异性方面,该酶可切除氧化嘧啶残基,如5-羟基胞嘧啶、胸腺嘧啶乙二醇、5-羟基-6-氢胸腺嘧啶、5,6-二羟基胞嘧啶和5-羟基尿嘧啶,以及Fapy残基(Dizdaroglu等,1999;Luna等,2000)。

Morawiec等(2008)首次将NTH1与彗星试验联合使用,以测定唐氏综合征患儿及对照组淋巴细胞内源性DNA损伤水平。作者用NTH1和Fpg修饰的彗星试验研究了内源性氧化DNA损伤。结果显示,在NTH1和Fpg敏感位点上,唐氏综合征患儿的基础氧化 DNA 高于对照组。

Szaflik 等(2009)使用彗星试验结合 NTH1 和 Fpg 检测年龄相关性黄斑变性患者和年龄匹配的健康个体淋巴细胞内源性氧化 DNA 损伤。结果表明,年龄相关性黄斑变性患者的淋巴细胞 NTH1 和 Fpg 敏感性高于健康对照组。

7.2.10 3-甲基腺嘌呤-DNA 糖基化酶(AlkD)

AlkD 是一种单功能修复酶(来自土壤细菌蜡样芽孢杆菌),它能识别并切割 DNA 中的烷基化碱基。它参与 N-烷基化嘌呤产物的碱基切除修复,并对3-甲基腺嘌呤和7-甲基鸟嘌呤具有特异性,对其他重要的碱基损伤如脱氨基腺嘌呤(次黄嘌呤)、1,N^6-乙烯腺嘌呤或8-氧代鸟嘌呤无活性(Alseth 等,2006;Hašplová 等,2012)。Hašplová 等(2012)发表了第一篇关于在彗星试验中使用 AlkD 的报告。他们优化了 AlkD 修饰的彗星试验条件,并利用 TK-6 细胞在体外评估了 AlkD 检测烷基化碱基的能力。TK-6 细胞的烷基化损伤背景水平最多为尾部 DNA 的10%,对应于约0.3个烷基化位点/10^9 Da DNA,或每个细胞约1 000个烷基化碱基。

除了 Hašplová 等(2012)的文章外,另有 Ramos 等(2013)的一项研究,通过 H_2O_2 和甲基甲磺酸处理 HT-29 细胞,研究了不同金丝桃属植物水提取物及其主要酚类化合物对结肠细胞氧化和烷基化损伤的预防和修复作用。Fpg 和 AlkD 均被使用;经甲基甲磺酸处理后,两种酶均能识别 DNA 损伤,但 Fpg 的检测水平高于 AlkD,这可能反映了两种酶的特异性。

7.2.11 人类烷基腺嘌呤-DNA 糖基化酶(hAAG)

hAAG 可识别并切割烷基化碱基。具体来说,它可用于检测3-甲基腺嘌呤和7-甲基鸟嘌呤(O'Connor,1993),尽管最近有报道称它也能检测1-甲基鸟嘌呤,并对乙烯腺嘌呤和次黄嘌呤有活性(Lee 等,2009)。hAAG 是一种单功能糖基化酶,它可从 DNA 中释放出 N-烷基加合物,留下无碱基位点(Lau 等,1998),无碱基位点在碱性条件的彗星试验中转化为链断裂。

最近,Muruzabal 等(2020)发表了第一篇将 hAAG 与彗星试验结合使用的论文。他们用未处理和甲基甲磺酸处理的 TK-6 细胞作为该酶的底物。hAAG 能够以剂量依赖的方式检测甲基甲磺酸诱导的烷基化碱基,但正如预期的那样,它不能检测溴酸钾诱导的氧化损伤。作者还比较了 Fpg 和 hAAG 与彗星试验结合时检测烷基化碱基的能力;将类核暴露在弱碱性的裂解条件下,Fpg 检测一些源于烷基化损伤的开环嘌呤,而 hAAG 检测类核中存在的烷基化碱基及开环嘌呤。

该酶不仅可以用于烷基化碱基的检测，还可以用于乙烯腺嘌呤和次黄嘌呤的检测。与 AlkA 和 AlkD 相比，hAAG 目前已上市，这可能有利于其使用。

7.2.12 uvrABC

1996 年，uvrABC 首次与彗星试验结合使用（Dusinská 等，1996），用紫外线照射的 HeLa 细胞和淋巴细胞评价 uvrABC 的性能。uvrABC 是一种由 3 个亚单位（uvrA、uvrB 和 uvrC）组成的依赖 ATP 的细菌内切酶。这种蛋白质复合物在原核生物中负责核苷酸切除修复，具有多种底物，包括紫外线诱导的环丁烷嘧啶二聚体和（6，4）光产物[（6，4）photoproduct]及大而扭曲 DNA 加合物（Sancar 等，1988）。简而言之，当 uvrA 和 uvrB 与 DNA 损伤形成复合体时，修复通路启动，随后由 uvrC 进行处理和剪切，切除含有病变的寡核苷酸（Jia 等，2009）。

最近，uvrABC 底物的种类有所增加，包括其他结构和化学上不同的损伤，如蛋白质- DNA 交联、氧化碱基、链间交联、串联碱基损伤和 DNA 中核糖核苷酸的存在（van Houten 等，2014）。

7.3 酶修饰彗星试验的综述与展望

酶修饰彗星试验最初是应用于人类抗氧化保护的研究，目前人类生物监测仍然是其最常用的领域之一。因此，最常用的酶是 Fpg 和 EndoⅢ也就不足为奇了，它们分别检测氧化的嘌呤和嘧啶。事实上，Fpg 也能检测烷基化碱基，这是一个复杂的问题。而 hOGG1 对氧化损伤具有特异性更强的优势，因此在起步较晚的情况下赶上了 Fpg。其他酶在人类生物监测领域有特殊用途。例如，利用 Udg 修饰的彗星试验证实了补充叶酸可以降低 DNA 中尿嘧啶的错误掺入（Basten 等，2006）；将 T4 endo Ⅴ应用于白内障患者晶状体上皮组织（Øsnes-Ringen 等，2013）。但总体来说，除了那些识别氧化碱基的酶外，其他酶的用途很少。

最近发表的一篇关于彗星试验在人类生物监测研究中使用标准和酶修饰彗星试验的综述（Azqueta 等，2020），描述了不同因素对 DNA 损伤水平的影响，强调了用标准化的程序收集和保存标本的重要性；并对统计分析提出了一些建议。

在遗传毒性测试中应尽可能避免假阴性结果，此时检测链断裂以外的

DNA 损伤的能力具有相当大的价值。正如前面提到的，Fpg 可检测一些烷基化碱基，它极大地提高了彗星试验检测甲基甲磺酸影响的灵敏度，而且也可检测到一些非烷基化剂的间接效应，如诱导大体积加合的苯并(a)芘和 4-硝基喹啉-1-氧化物(4NQO)(Azqueta 等，2013)。令人遗憾的是，还没有一种酶可以直接检测大的加合物；uvrABC 修饰的彗星试验中尚未得到满意的结果。

实际上，Fpg 在体外和体内遗传毒性检测中的应用非常广泛，其目的是检测氧化损伤。最近，hAAG 检测一系列损伤(烷基化碱基、乙烯腺嘌呤和次黄嘌呤)的潜力已得到证实(Muruzabal 等，2020)。酶联彗星试验在遗传毒性试验中的作用是公认的，Fpg 和 EndoⅢ在这方面的研究比其他任何领域都多。因此，令人惊讶的是，迄今体外彗星试验(包括酶的使用)还没有一个 OECD 的试验指南。关于体内彗星试验，现有的 OECD 试验指南(OECD，2016)不包括酶的使用。最近一些学者根据酶修饰已在体内应用的情况，提出了将 OECD 指南扩展到酶修饰的建议(Collins 等，2020)。

如前几段所述，酶修饰的彗星试验提高了标准版本检测遗传毒性化合物的灵敏度，因为它能够检测除链断裂和碱基不稳定位点之外诱发其他 DNA 损伤的遗传毒性化合物。此外，它还增加了检测遗传毒性效应时遗传毒物浓度方面的灵敏度，这在体外(Smith，2006；Azqueta 等，2013)和体内(Azqueta 等，2019；Collins 等，2020)试验中都可观察到。在使用标准的彗星试验时，这一事实可以克服在细胞毒性浓度时潜在的假阳性结果。

修饰酶的应用对于研究已知的具有细胞毒性/遗传毒性的化学物质的作用机制是有价值的；在这类化学物处理受试细胞的不同时间或处理后一段时间收集细胞样本，应用一系列酶修饰的彗星试验，可以确定化学是否引起直接或间接氧化损伤、烷基化或链断裂，提供细胞反应的信息——损伤是否修复及修复的速度。酶修饰的彗星试验实际上被一些机构推荐为一种“指示性试验”，用于获得可疑或阳性结果，以阐明作用模式(EFSA，2017)。

酶修饰的彗星试验也可以用 12 微凝胶/载玻片格式(Shaposhnikov 等，2010)、布放不同数量微凝胶的 GelBond® 薄膜(24、48 或 96 孔板格式)(Gutzkow 等，2013)或 CometChip 技术(Ge 等，2014)，实行中通量或高通量的检测。12 微凝胶/载玻片格式的最大优点是，通过使用 12 凝胶室单元，每个微凝胶可以单独培养(如用不同的酶)。

值得一提的是，酶修饰的彗星试验也被用于评估 DNA 甲基化。限制性内切酶 *Hpa* Ⅱ和 *Msp* Ⅰ可识别相同的核苷酸序列，但甲基化敏感性不同。2010年，他们与彗星试验一起用于检测单个细胞中的全基因组甲基化(Wentzel 等，

2010)。最近，将5-甲基胞嘧啶转化为DNA断裂的酶McrBC通过CometChip技术成功用于甲基化检测(Townsend等,2017)。

大多数用于彗星试验的酶都可以在市场上买到。其他酶，如来自植物的酶，可能是有价值的，值得通过研究进行测试。

重要的是核查每个批次的酶，以找到合适的孵育条件(浓度、时间)，提供最佳的损伤检测(Muruzabal等,2019)。浓度过低或时间过短将导致损伤漏检；而浓度过高或时间过长也可能造成非特异性损害。

有时两种酶结合使用；例如，用Fpg和EndoⅢ来检测总DNA碱基氧化——提高了灵敏度，但没有关于不同损伤的相对数量的信息。由于缺乏一种酶来检测大的加合物，假设核提取物包含所有相关的酶，则可以使用核提取物来检测大的加合物(Wang等,2005)。这种操作将增加试验灵敏度，但特异性较低，因为各种损伤均将被检测到。非特异性核酸酶也有破坏DNA的危险。

本章参考文献

Alseth I, Rognes T, Lindbäck T, et al., 2006. A new protein superfamily includes two novel 3-methyladenine DNA glycosylases from Bacillus cereus, AlkC and AlkD. Mol. Microbiol., 59(5): 1602-1609.

Angelis KJ, Dusinská M, Collins AR, 1999. Single cell gel electrophoresis: detection of DNA damage at different levels of sensitivity. Electrophoresis, 20(10): 2133-2138.

Angelis KJ, McGuffie M, Menke M, et al., 2000. Adaptation to alkylation damage in DNA measured by the comet assay. Environ. Mol. Mutagen., 36(2): 146-150.

Angerer J, Ewers U, Wilhelm M, 2007. Human biomonitoring: state of the art. Int. J. Hyg Environ. Health, 210(3-4): 201-228.

Arabski M, Klupinska G, Chojnacki J, et al., 2005. DNA damage and repair in Helicobacter pylori-infected gastric mucosa cells. Mutat. Res. Fundam. Mol. Mech. Mutagen., 570(1): 129-135.

Asare N, Duale N, Slagsvold HH, et al., 2016. Genotoxicity and gene expression modulation of silver and titanium dioxide nanoparticles in mice. Nanotoxicology, 10(3): 312-321.

Aspinwall R, Rothwell DG, Roldan-Arjona T, et al., 1997. Cloning and characterization of a functional human homolog of Escherichia coli endonuclease Ⅲ. Proc. Natl. Acad. Sci., 94(1): 109-114.

Azqueta A, Arbillaga L, Cerain AL, et al., 2013. Enhancing the sensitivity of the comet assay as a genotoxicity test, by combining it with bacterial repair enzyme FPG. Mutagenesis, 28(3): 271-277.

Azqueta A, Collins AR, 2013. The essential comet assay: a comprehensive guide to measuring DNA damage and repair. Arch. Toxicol., 87(6): 949-968.

Azqueta A, Costa S, Lorenzo Y, et al., 2013. Vitamin C in cultured human (HeLa) cells: lack of effect on DNA protection and repair. Nutrients, 5(4): 1200-1217.

Azqueta A, Dusinska M, 2015. The use of the comet assay for the evaluation of the genotoxicity of nanomaterials. Front. Genet., 6: 239.

Azqueta A, Enciso JM, Pastor L, et al., 2019. Applying the comet assay to fresh vs frozen animal solid tissues: a technical approach. Food Chem. Toxicol., 132: 110671.

Azqueta A, Ladeira C, Giovannelli L, et al., 2020. Application of the comet assay in human biomonitoring: an hCOMET perspective. Mutat. Res., 783: 108288.

Azqueta A, Rundén-Pran E, Elje E, et al., 2018. The comet assay applied to cells of the eye. Mutagenesis, 33(1), 21-24.

Basten GP, Duthie SJ, Pirie L, et al., 2006. Sensitivity of markers of DNA stability and DNA repair activity to folate supplementation in healthy volunteers. Br. J. Cancer, 94(12): 1942-1947.

Berdal KG, Johansen RF, Seeberg E, 1998. Release of normal bases from intact DNA by a native DNA repair enzyme. EMBO J., 17(2): 363-367.

Biancini GB, Moura DJ, Manini PR, et al., 2015. DNA damage in Fabry patients: an investigation of oxidative damage and repair. Mutat. Res. Genet. Toxicol. Environ. Mutagen., 784-785: 31-36.

Bjelland S, Birkeland NK, Benneche T, et al., 1994. DNA glycosylase activities for thymine residues oxidized in the methyl group are functions of the AlkA enzyme in Escherichia coli. J. Biol. Chem., 269(48): 30489-30495.

Boiteux S, 1993. Properties and biological functions of the NTH and FPG proteins of Escherichia coli: two DNA glycosylases that repair oxidative damage in DNA. J. Photochem. Photobiol. B Biol., 19(2): 87-96.

Boiteux S, Coste F, Castaing B, 2017. Repair of 8-oxo-7, 8-dihydroguanine in prokaryotic and eukaryotic cells: properties and biological roles of the Fpg and OGG1 DNA N-glycosylases. Free Radic. Biol. Med., 107: 179-201.

Boiteux S, Gajewski E, Laval J, et al., 1992. Substrate specificity of the Escherichia coli Fpg protein (formamidopyrimidine-DNA glycosylase): excision of purine lesions in DNA produced by ionizing radiation or photosensitization. Biochemistry, 31(1): 106-110.

Boiteux S, O'Connor TR, Lederer F, et al., 1990. Homogeneous Escherichia coli FPG protein. A DNA glycosylase which excises imidazole ring-opened purines and nicks DNA at apurinic/apyrimidinic sites. J. Biol. Chem., 265(7): 3916-3922.

Boiteux S, Radicella JP, 2000. The human OGG1 gene: Structure, functions, and its implication in the process of carcinogenesis. Arch. Biochem. Biophys., 377(1): 1-8.

Brendler-Schwaab S, Hartmann A, Pfuhler S, et al., 2005. The in vivo comet assay: use and status in genotoxicity testing. Mutagenesis, 20(4): 245-254.

Błasiak J, Arabski M, Krupa R, et al., 2004a. Basal, oxidative and alkylative DNA damage, DNA repair efficacy and mutagen sensitivity in breast cancer. Mutat. Res., 554(1-2): 139-148.

Błasiak J, Arabski M, Krupa R, et al., 2004b. DNA damage and repair in type 2 diabetes mellitus. Mutat. Res., 554(1-2): 297-304.

Błasiak J, Gloc E, Warszawski M, 2002. A comparison of the in vitro genotoxicity of anticancer drugs idarubicin and mitoxantrone. Acta. Biochim. Pol., 49(1): 145-155.

Błasiak J, Sikora A, Czechowska A, et al., 2003. Free radical scavengers can modulate the DNA-damaging action of alloxan. Acta Biochim. Pol., 50(1): 205-210.

Błasiak J, Sikora A, Wozniak K, et al., 2004. Genotoxicity of streptozotocin in normal and cancer cells and its modulation by free radical scavengers. Cell Biol. Toxicol., 20(2): 83-96.

Catala GN, Bestwick CS, Russell WR, et al., 2019. Folate, genomic stability and colon cancer: the use of single cell gel electrophoresis in assessing the impact of folate in vitro, in vivo and in human biomonitoring. Mutat. Res. Toxicol. Environ. Mutagen., 843: 73-80.

Cavallo D, Ursini CL, Carelli G, et al., 2006. Occupational exposure in airport personnel: characterization and evaluation of genotoxic and oxidative effects. Toxicology, 223(1-2): 26-35.

Collins A, Vettorazzi A, Azqueta A, 2020. The role of the enzyme-modified comet assay in in vivo studies. Toxicol. Lett., 327: 58-68.

Collins AR, 2009. Investigating oxidative DNA damage and its repair using the comet assay. Mutat. Res., 681(1): 24-32.

Collins AR, 2017. The use of bacterial repair endonucleases in the comet assay. Meth. Mol. Biol., 1641: 173-184.

Collins AR, Dusinská M, Gedik CM, et al., 1996. Oxidative damage to DNA: do we have a reliable biomarker? Environ. Health Perspect., 104 (3): 465-469.

Collins AR, Dusinská M, Horská A, 2001. Detection of alkylation damage in human lymphocyte DNA with the comet assay. Acta Biochim. Pol., 48(3): 611-614.

Collins AR, Duthie SJ, Dobson VL, 1993. Direct enzymic detection of endogenous oxidative base damage in human lymphocyte DNA. Carcinogenesis, 14(9): 1733-1735.

Collins AR, Mitchell DL, Zunino A, et al., 1997. UV-sensitive rodent mutant cell lines of complementation groups 6 and 8 differ phenotypically from their human counterparts. Environ. Mol. Mutagen., 29(2): 152-160.

Collins AR, Oscoz AA, Brunborg G, et al., 2008. The comet assay: topical issues. Mutagenesis, 23(3): 143-151.

Dalberto D, Nicolau CC, Garcia ALH, et al., 2020. Cytotoxic and genotoxic evaluation of cotinine using human neuroblastoma cells (SH-SY5Y). Genet. Mol. Biol., 43(2): e20190123.

Daley JM, Zakaria C, Ramotar D, 2010. The endonuclease IV family of apurinic/apyrimidinic endonucleases. Mutat. Res., 705(3): 217-227.

Danson S, Ranson M, Denneny O, et al., 2007. Validation of the comet-X assay as a pharmacodynamic assay for measuring DNA cross-linking produced by the novel anticancer agent RH1 during a phase I clinical trial. Cancer Chemother. Pharmacol., 60(6): 851-861.

David SS, Williams SD, 1998. Chemistry of glycosylases and endonucleases involved in base-excision repair. Chem. Rev., 98(3): 1221 - 1262.

Decome L, de Méo M, Geffard A, et al., 2005. Evaluation of photolyase (Photosome) repair activity in human keratinocytes after a single dose of ultraviolet B irradiation using the comet assay. J. Photochem. Photobiol. B Biol., 79(2): 101 - 108.

Demir E, Creus A, Marcos R, 2014. Genotoxicity and DNA repair processes of zinc oxide nanoparticles. J. Toxicol. Environ. Health Part A., 77(21): 1292 - 1303.

Demple B, Harrison L, 1994. Repair of oxidative damage to DNA: enzymology and biology. Annu. Rev. Biochem., 63: 915 - 948.

Devecioglu T, Aydogan F, Omurtag GZ, et al., 2018. Investigation of genotoxicity risk and DNA repair capacity in breast cancer patients using anastrozole. North. Clin. Istanb., 5(1): 6 - 13.

Ding W, Levy DD, Bishop ME, et al., 2011. Methyleugenol genotoxicity in the Fischer 344 rat using the Comet assay and pathway-focused gene expression profiling. Toxicol. Sci., 123(1): 103 - 112.

Ding W, Petibone DM, Latendresse JR, et al., 2012. In vivo genotoxicity of furan in F344 rats at cancer bioassay doses. Toxicol. Appl. Pharmacol., 261(2): 164 - 171.

Dinçer Y, Akkaya Ç, Mutlu T, et al., 2019. DNA repair gene OGG1 polymorphism and its relation with oxidative DNA damage in patients with Alzheimer's disease. Neurosci. Lett., 709: 134362.

Dizdaroglu M, 2005. Base-excision repair of oxidative DNA damage by DNA glycosylases. Mutat. Res., 591(1 - 2): 45 - 59.

Dizdaroglu M, Karahalil B, Sentürker S, et al., 1999. Excision of products of oxidative DNA base damage by human NTH1 protein. Biochemistry, 38(1): 243 - 246.

Dizdaroglu M, Zastawny TH, Carmical JR, et al., 1996. A novel DNA N-glycosylase activity of E. coli T4 endonuclease V that excises 4, 6 - diamino - 5 - formamidopyrimidine from DNA, a UV-radiation- and hydroxyl radical-induced product of adenine. Mutat. Res., 362(1): 1 - 8.

Doetsch PW, Cunningham RP, 1990. The enzymology of apurinic/apyrimidinic endonucleases. Mutat. Res., 236(2 - 3): 173 - 201.

Dubravka R, Daniela J, Andrea HT, 2020. Sterigmatocystin moderately induces oxidative stress in male Wistar rats after short-term oral treatment. Mycotoxin Res., 36(2): 181 - 191.

Dusinská M, Barancoková M, Kazimírová A, et al., 2004a. Does occupational exposure to mineral fibres cause DNA or chromosome damage? Mutat. Res., 553(1 - 2): 103 - 110.

Dusinská M, Collins A, Kazimírová A, et al., 2004b. Genotoxic effects of asbestos in humans. Mutat. Res., 553(1 - 2): 91 - 102.

Dusinská M, Collins AR, 1996. Detection of oxidised purines and UV-induced photoproducts in DNA of single cells, by inclusion of Lesion-specific enzymes in the comet assay. ATLA Altern. to Lab. Anim., 24(3): 405 - 411.

Duthie SJ, Grant G, Narayanan S, 2000. Increased uracil misincorporation in lymphocytes from folate-deficient rats. Br. J. Canc., 83(11): 1532 - 1537.

Duthie SJ, Grant G, Pirie LP, et al., 2010. Folate deficiency alters hepatic and colon MGMT and OGG - 1 DNA repair protein expression in rats but has no effect on genome-wide DNA methylation. Canc. Prev. Res., 3(1): 92 - 100.

Duthie SJ, Hawdon A, 1998. DNA instability (strand breakage, uracil misincorporation, and defective repair) is increased by folic acid depletion in human lymphocytes in vitro. Faseb. J., 12(14): 1491 - 1497.

Duthie SJ, Ma A, Ross MA, et al., 1996. Antioxidant supplementation decreases oxidative DNA damage in human lymphocytes. Canc. Res., 56(6): 1291 - 1295.

Duthie SJ, Mavrommatis Y, Rucklidge G, et al., 2008. The response of human colonocytes to folate deficiency in vitro: functional and Proteomic Analyses. J. Proteome Res., 7(8): 3254 - 3266.

Duthie SJ, McMillan P, 1997. Uracil misincorporation in human DNA detected using single cell gel electrophoresis. Carcinogenesis, 18(9): 1709 - 1714.

Duthie SJ, Narayanan S, Blum S, et al., 2000. Folate deficiency in vitro induces uracil misincorporation and DNA hypomethylation and inhibits DNA excision repair in immortalized normal human colon epithelial cells. Nutr. Canc., 37(2): 245 - 251.

EFSA, 2017. Clarification of some aspects related to genotoxicity assessment. EFSA Journal, 15 (12): e05113.

El Yamani N, Collins AR, Rundén-Pran E, et al., 2017. In vitro genotoxicity testing of four reference metal nanomaterials, titanium dioxide, zinc oxide, cerium oxide and silver: towards reliable hazard assessment. Mutagenesis, 32(1): 117 - 126.

Evans MD, Podmore ID, Daly GJ, et al., 1995. Detection of purine lesions in cellular DNA using single cell gel electrophoresis with Fpg protein. Biochem. Soc. Trans., 23(3): 434S.

Fernández-Bertólez N, Costa C, Bessa MJ, et al., 2019. Assessment of oxidative damage induced by iron oxide nanoparticles on different nervous system cells. Mutat. Res. Toxicol. Environ. Mutagen. Res., 845: 402989.

Gajski G, Žegura B, Ladeira C, et al., 2019a. The comet assay in animal models: From bugs to whales-(Part 1 Invertebrates). Mutat. Res., 779: 82 - 113.

Gajski G, Žegura B, Ladeira C, et al., 2019b. The comet assay in animal models: From bugs to whales-(Part 2 Vertebrates). Mutat. Res., 781: 130 - 164.

Gallagher PE, Duker NJ, 1986. Detection of UV purine photoproducts in a defined sequence of human DNA. Mol. Cell Biol., 6(2): 707 - 709.

Ge J, Prasongtanakij S, Wood DK, et al., 2014. CometChip: a high-throughput 96 - well platform for measuring DNA damage in microarrayed human cells. J. Vis. Exp. (92): e50607.

Gordon-Thomson C, Gupta R, Tongkao-on W, et al., 2012. 1α, 25 Dihydroxyvitamin D3 enhances cellular defences against UV-induced oxidative and other forms of DNA damage in skin. Photochem. Photobiol. Sci., 11(12): 1837 - 1847.

Gutzkow KB, Langleite TM, Meier S, et al., 2013. Highthroughput comet assay using 96 minigels. Mutagenesis, 28(3): 333 - 340.

Hansen SH, Pawlowicz AJ, Kronberg L, et al., 2018. Using the comet assay and lysis conditions to characterize DNA lesions from the acrylamide metabolite glycidamide. Mutagenesis, 33(1): 31 - 39.

Haug K, Azqueta A, Johnsen-Soriano S, et al., 2013. Donor cornea transfer from Optisol GS to organ culture storage: a two-step procedure to increase donor tissue lifespan. Acta Ophthalmol., 91(3): 219 – 225.

Hašplová K, Hudecová A, Magdolénová Z, et al., 2012. DNA alkylation lesions and their repair in human cells: modification of the comet assay with 3 – methyladenine DNA glycosylase (AlkD). Toxicol. Lett., 208(1): 76 – 81.

Holt SM, Georgakilas AG, 2007. Detection of complex DNA damage in gamma-irradiated acute lymphoblastic leukemia Pre-b NALM – 6 cells. Radiat. Res., 168(5): 527 – 534.

Holá M, Vágnerová R, Angelis KJ, 2015. Mutagenesis during plant responses to UVB radiation. Plant Physiol. Biochem., 93: 29 – 33.

Huarte E, Cid C, Azqueta A, et al., 2021. DNA damage and DNA protection from digested raw and griddled green pepper (poly) phenols in human colorectal adenocarcinoma cells (HT – 29). Eur. J. Nutr., 60(2): 677 – 689.

Humphreys V, Martin RM, Ratcliffe B, et al., 2007. Age-related increases in DNA repair and antioxidant protection: a comparison of the Boyd Orr Cohort of elderly subjects with a younger population sample. Age Ageing., 36(5): 521 – 526.

Iglesias T, Cerain AL, Irache JM, et al., 2017. Corrigendum to 'Evaluation of the cytotoxicity, genotoxicity and mucus permeation capacity of several surface modified poly (anhydride) nanoparticles designed for oral drug delivery' [International Journal of Pharmaceutics 517 (2017) 67 – 79]. Int. J. Pharm., 517(1): 320.

Iglesias T, Irache JM, Butinar M, et al., 2017. Genotoxic evaluation of poly (anhydride) nanoparticles in the gastrointestinal tract of mice. Int. J. Pharm., 530(1 – 2): 187 – 194.

Iriondo-DeHond A, Haza AI, Ávalos A, et al., 2017. Validation of coffee silverskin extract as a food ingredient by the analysis of cytotoxicity and genotoxicity. Food Res. Int., 100(1): 791 – 797.

Iturburu FG, Simoniello MF, Medici S, et al., 2018. Imidacloprid causes DNA damage in fish: clastogenesis as a mechanism of genotoxicity. Bull. Environ. Contam. Toxicol., 100(6): 760 – 764.

Jalili P, Huet S, Lanceleur R, et al., 2020. Genotoxicity of aluminum and aluminum oxide nanomaterials in rats following oral exposure. Nanomaterials, 10(2): 305.

Ji Y, Karbaschi M, Cooke MS, 2019. Mycoplasma infection of cultured cells induces oxidative stress and attenuates cellular base excision repair activity. Mutat. Res. Toxicol. Environ. Mutagen., 845: 403054.

Jia L, Kropachev K, Ding S, et al., 2009. Exploring damage recognition models in prokaryotic nucleotide excision repair with a benzo [a] pyrene-derived lesion in UvrB. Biochemistry, 48(38): 8948 – 8957.

Jiang Y, Rabbi M, Kim M, et al., 2009. UVA generates pyrimidine dimers in DNA directly. Biophys. J., 96(3): 1151 – 1158.

Jilani A, Vongsamphanh R, Leduc A, et al., 2003. Characterization of two independent amino acid substitutions that disrupt the DNA repair functions of the yeast Apn1. Biochemistry, 42(21):

6436 - 6445.

Kager N, Ferk F, Kundi M, et al., 2010. Prevention of oxidative DNA damage in inner organs and lymphocytes of rats by green tea extract. Eur. J. Nutr., 49(4): 227 - 234.

Kain J, Karlsson HL, Møller L, 2012. DNA damage induced by micro- and nanoparticles-interaction with FPG influences the detection of DNA oxidation in the comet assay. Mutagenesis, 27(4): 491 - 500.

Kow YW, 2002. Repair of deaminated bases in DNA. Free Radic. Biol. Med., 33(7): 886 - 893.

Krokan HE, Standal R, Slupphaug G, 1997. DNA glycosylases in the base excision repair of DNA. Biochem. J., 325(1): 1 - 16.

Lau AY, Schärer OD, Samson L, et al., 1998. Crystal structure of a human alkylbase-DNA repair enzyme complexed to DNA: mechanisms for nucleotide flipping and base excision. Cell, 95(2): 249 - 258.

Lee CYI, Delaney JC, Kartalou M, et al., 2009. Recognition and processing of a new repertoire of DNA substrates by human 3 - methyladenine DNA glycosylase (AAG). Biochemistry, 48(9): 1850 - 1861.

Lindahl T, 1974. An N-glycosidase from Escherichia coli that releases free uracil from DNA containing deaminated cytosine residues. Proc. Natl. Acad. Sci. USA, 71(9): 3649 - 3653.

Lorenzo Y, Azqueta A, Luna L, et al., 2009. The carotenoid beta-cryptoxanthin stimulates the repair of DNA oxidation damage in addition to acting as an antioxidant in human cells. Carcinogenesis, 30(2): 308 - 314.

Lukina MV, Popov AV, Koval VV, et al., 2013. DNA damage processing by human 8 - oxoguanine-DNA glycosylase mutants with the occluded active site. J. Biol. Chem., 288(40): 28936 - 28947.

Luna L, Bjørås M, Hoff E, et al., 2000. Cell-cycle regulation, intracellular sorting and induced overexpression of the human NTH1 DNA glycosylase involved in removal of formamidopyrimidine residues from DNA. Mutat. Res., 460(2): 95 - 104.

Løhr M, Jensen A, Eriksen L, et al., 2015. Age and metabolic risk factors associated with oxidatively damaged DNA in human peripheral blood mononuclear cells. Oncotarget, 6(5): 2641 - 2653.

Magdolenova Z, Lorenzo Y, Collins A, et al., 2012. Can standard genotoxicity tests be applied to nanoparticles? J. Toxicol. Environ. Health Part A, 75(13 - 15): 800 - 806.

McGlynn AP, Wasson GR, O'Reilly SL, et al., 2013. Low colonocyte folate is associated with uracil misincorporation and global DNA hypomethylation in human colorectum. J. Nutr., 143(1): 27 - 33.

Meng T, Zhang M, Song J, et al., 2020. Development of a co-culture model of mouse primary hepatocytes and splenocytes to evaluate xenobiotic genotoxicity using the medium-throughput Comet assay. Toxicol. Vitro., 66: 104874.

Michałowicz J, Majsterek I, 2010. Chlorophenols, chlorocatechols and chloroguaiacols induce DNA base oxidation in human lymphocytes (in vitro). Toxicology, 268(3): 171 - 175.

Miller DL, Thomas RM, Thrall BD, 1996. The role of ultraviolet light in the induction of cellular DNA damage by a spark-gap lithotripter in vitro. J. Urol., 156(1): 286-290.

Mokra K, Woźniak K, Bukowska B, et al., 2018. Low-concentration exposure to BPA, BPF and BPAF induces oxidative DNA bases lesions in human peripheral blood mononuclear cells. Chemosphere, 201: 119-126.

Morawiec Z, Janik K, Kowalski M, et al., 2008. DNA damage and repair in children with Down's syndrome. Mutat. Res., 637(1-2): 118-123.

Moser B, Szekeres T, Bieglmayer C, et al., 2011. Impact of spinach consumption on DNA stability in peripheral lymphocytes and on biochemical blood parameters: results of a human intervention trial. Eur. J. Nutr., 50(7): 587-594.

Mota MP, Peixoto FM, Soares JF, et al., 2010. Influence of aerobic fitness on age-related lymphocyte DNA damage in humans: relationship with mitochondria respiratory chain and hydrogen peroxide production. Age (Dordr), 32(3): 337-346.

Muruzabal D, Langie SAS, Pourrut B, et al., 2019. The enzyme-modified comet assay: enzyme incubation step in 2 vs 12-gels/slide systems. Mutat. Res., 845: 402981.

Muruzabal D, Sanz-Serrano J, Sauvaigo S, et al., 2020. Novel approach for the detection of alkylated bases using the enzyme-modified comet assay. Toxicol. Lett., 330: 108-117.

Møller P, Hemmingsen JG, Jensen DM, et al., 2015. Applications of the comet assay in particle toxicology: air pollution and engineered nanomaterials exposure. Mutagenesis, 30(1): 67-83.

Møller P, Jensen A, Løhr M, et al., 2019. Fish and salad consumption are inversely associated with levels of oxidatively damaged DNA in a Danish adult cohort. Mutat. Res. Toxicol. Environ. Mutagen. Res., 843: 66-72.

Narayanan S, McConnell J, Little J, et al., 2004. Associations between two common variants C677T and A1298C in the methylenetetrahydrofolate reductase gene and measures of folate metabolism and DNA stability (strand breaks, misincorporated uracil, and DNA methylation status) in human lymphocytes in vivo. Cancer Epidemiol. Biomarkers Prev., 13(9): 1436-1443.

Neri M, Milazzo D, Ugolini D, et al., 2015. Worldwide interest in the comet assay: a bibliometric study. Mutagenesis, 30(1): 155-163.

Ngo LP, Owiti NA, Swartz C, et al., 2020. Sensitive CometChip assay for screening potentially carcinogenic DNA adducts by trapping DNA repair intermediates. Nucleic Acids Res., 48(3): e13.

Novotna B, Herynek V, Rossner P, et al., 2017. The effects of grafted mesenchymal stem cells labeled with iron oxide or cobalt-zinc-iron nanoparticles on the biological macromolecules of rat brain tissue extracts. Int. J. Nanomedicine, 12: 4519-4526.

OECD, 2016. OECD Guidelines for the Testing of Chemicals, Section 4. [2016-7-29] https://www.oecd-ilibrary.org/environment/oecd-guidelines-for-the-testing-of-chemicals-section-4-health-effects_20745788.

Olive PL, Wlodek D, Durand RE, et al., 1992. Factors influencing DNA migration from individual cells subjected to gel electrophoresis. Exp. Cell Res., 198(2): 259-267.

Ostling O, Johanson KJ, 1984. Microelectrophoretic study of radiation-induced DNA damages in individual mammalian cells. Biochem. Biophys. Res. Commun., 123(1): 291 - 298.

O'Connor TR, 1993. Purification and characterization of human 3 methyladenine-DNA glycosylase. Nucleic Acids Res., 21(24): 5561 - 5569.

O'Reilly SL, McGlynn AP, McNulty H, et al., 2016. Folic acid supplementation in postpolypectomy patients in a randomized controlled trial increases tissue folate concentrations and reduces aberrant DNA biomarkers in colonic tissues adjacent to the former polyp site. J. Nutr., 146(5): 933 - 939.

Pellegri V, Gorbi G, Buschini, 2020. DNA damage detection by comet assay on daphnia magna: application in freshwater biomonitoring. Sci. Total Environ., 705: 135780.

Pfuhler S, Downs TR, Allemang AJ, et al., 2017. Weak silica nanomaterial-induced genotoxicity can be explained by indirect DNA damage as shown by the OGG1-modified comet assay and genomic analysis. Mutagenesis, 32(1): 5 - 12.

Rafferty TS, Green MHL, Lowe JE, et al., 2003. Effects of selenium compounds on induction of DNA damage by broadband ultraviolet radiation in human keratinocytes. Br. J. Dermatol., 148(5): 1001 - 1009.

Ramos AA, Marques F, Fernandes-Ferreira M., et al., 2013. Water extracts of tree Hypericum sps. protect DNA from oxidative and alkylating damage and enhance DNA repair in colon cells. Food Chem. Toxicol., 51: 80 - 86.

Rašić D, Jakšić D, Hulina Tomašković A, et al., 2020. Sterigmatocystin moderately induces oxidative stress in male Wistar rats after short-term oral treatment. Mycotoxin Res., 36(2): 181 - 191.

Robichová S, Slamenová D, 2001. Study of N-nitrosomorpholine-induced DNA strand breaks in Caco - 2 cells by the classical and modified comet assay: influence of vitamins E and C. Nutr. Canc., 39(2): 267 - 272.

Robinson KS, Traynor NJ, Moseley H, et al., 2010. Cyclobutane pyrimidine dimers are photosensitised by carprofen plus UVA in human HaCaT cells. Toxicol. Vitro., 24(4): 1126 - 1132.

Rogers SG, WeissB, 1980. Exonuclease III of Escherichia coli K - 12, an AP endonuclease. Methods Enzymol., 65(1): 201 - 211.

Rojas E, Mussali P, Tovar E, et al., 2009. DNA-AP sites generation by Etoposide in whole blood cells. BMC Canc., 9: 398.

Sancar A, Sancar GB, 1988. DNA repair enzymes. Annu. Rev. Biochem., 57: 29 - 67.

Santos CLV, Pourrut B, Ferreira de Oliveira JMP, 2015. The use of comet assay in plant toxicology: recent advances. Front. Genet., 6: 216.

Sastre MP, Vernet M, Steinert S, 2001. Single-cell gel/comet assay applied to the analysis of UV radiation-induced DNA damage in Rhodomonas sp. (Cryptophyta). Photochem. Photobiol., 74(1): 55 - 60.

Sauvaigo S, Serres C, Signorini N, et al., 1998. Use of the single-cell gel electrophoresis assay for the immunofluorescent detection of specific DNA damage. Anal. Biochem., 259(1): 1 - 7.

Schrock RD, Lloyd RS, 1993. Site-directed mutagenesis of the NH_2 terminus of T_4 endonuclease V. The position of the alpha NH_2 moiety affects catalytic activity. J. Biol. Chem., 268(2): 880 - 886.

Shaposhnikov S, Azqueta A, Henriksson S, et al., 2010. Twelve-gel slide format optimised for comet assay and fluorescent *in situ* hybridisation. Toxicol. Lett., 195(1): 31 - 34.

Shaposhnikov S, Hatzold T, Yamani NEl, et al., 2018. Coffee and oxidative stress: a human intervention study. Eur. J. Nutr., 57(2): 533 - 544.

Shukla AK, Pragya P, Chowdhuri DK, 2011. A modified alkaline Comet assay for in vivo detection of oxidative DNA damage in Drosophila melanogaster. Mutat. Res. Genet. Toxicol. Environ. Mutagen. Res., 726(2): 222 - 226.

Singh NP, McCoy MT, Tice RR, et al., 1988. A simple technique for quantitation of low levels of DNA damage in individual cells. Exp. Cell Res., 175(1): 184 - 191.

Smith CC, O'Donovan MR, Martin EA, 2006. hOGG1 recognizes oxidative damage using the comet assay with greater specificity than FPG or ENDO III. Mutagenesis, 21(3): 185 - 190.

Soloneski S, Ruiz de Arcaute C, Nikoloff N, et al., 2017. Genotoxicity of the herbicide imazethapyr in mammalian cells by oxidative DNA damage evaluation using the Endo III and FPG alkaline comet assays. Environ. Sci. Pollut. Res., 24(11): 10292 - 10300.

Sparrow JR, Zhou J, Cai B, 2003. DNA is a target of the photodynamic effects elicited in A2E-laden RPE by blue-light illumination. Investig. Ophthalmol. Vis. Sci., 44(5): 2245 - 2251.

Speit G, Schütz P, Bonzheim I, et al., 2004. Sensitivity of the FPG protein towards alkylation damage in the comet assay. Toxicol. Lett., 146(2): 151 - 158.

Stanczyk M, Sliwinski T, Trelinska J, et al., 2012. Role of base-excision repair in the treatment of childhood acute lymphoblastic leukaemia with 6 - mercaptopurine and high doses of methotrexate. Mutat. Res., 741(1 - 2): 13 - 21.

Swain U, Subba Rao K, 2011. Study of DNA damage via the comet assay and base excision repair activities in rat brain neurons and astrocytes during aging. Mech. Ageing Dev., 132(8 - 9): 374 - 381.

Szaflik JP, Janik-Papis K, Synowiec E, et al., 2009. DNA damage and repair in age-related macular degeneration. Mutat. Res., 669(1 - 2): 169 - 176.

Townsend TA, Parrish MC, Engelward BP, et al., 2017. The development and validation of EpiComet-Chip, a modified high-throughput comet assay for the assessment of DNA methylation status. Environ. Mol. Mutagen., 58(7): 508 - 521.

Valdiglesias V, Kiliç G, Costa C, et al., 2012. In vivo genotoxicity assessment in rats exposed to prestige-like oil by inhalation. J. Toxicol. Environ. Health Part A Curr. Issues, 75(13 - 15): 756 - 764.

Valdiglesias V, Laffon B, Pásaro E, et al., 2011. Induction of oxidative DNA damage by the marine toxin okadaic acid depends on human cell type. Toxicon, 57(6): 882 - 888.

van Houten B, Kad N, 2014. Investigation of bacterial nucleotide excision repair using single-molecule techniques. DNA Repair, 20: 41 - 48.

Wang ASS, Ramanathan B, Chien YH, et al., 2005. Comet assay with nuclear extract incubation. Anal. Biochem., 337(1): 70 - 75.

Wentzel JF, Gouws C, Huysamen C, et al., 2010. Assessing the DNA methylation status of single cells with the comet assay. Anal. Biochem., 400(2): 190 - 194.

Williamson J, Hughes CM, Burke G, et al., 2020. A combined γ - H2AX and 53BP1 approach to determine the DNA damage-repair response to exercise in hypoxia. Free Radic. Biol. Med., 154: 9 - 17.

Witte I, Plappert U, de Wall H, et al., 2007. Genetic toxicity assessment: employing the best science for human safety evaluation Part III: the comet assay as an alternative to in vitro clastogenicity tests for early drug candidate selection. Toxicol. Sci., 97(1): 21 - 26.

Woźniak K., Błasiak J, 2002. Free radicals-mediated induction of oxidized DNA bases and DNA-protein cross-links by nickel chloride. Mutat. Res., 514(1 - 2): 233 - 243.

Woźniak K, Błasiak J, 2003. In vitro genotoxicity of lead acetate: induction of single and double DNA strand breaks and DNA-protein cross-links. Mutat. Res., 535(2): 127 - 139.

Woollons A, Clingen PH, Price ML, et al., 1997. Induction of mutagenic DNA damage in human fibroblasts after exposure to artificial tanning lamps. Br. J. Dermatol., 137(5): 687 - 692.

Woollons A, Kipp C, Young AR, et al., 1999. The 0.8% ultraviolet B content of an ultraviolet A sunlamp induces 75% of cyclobutane pyrimidine dimers in human keratinocytes in vitro. Br. J. Dermatol., 140(6): 1023 - 1030.

Zastawny TH, Doetsch PW, Dizdaroglu M, 1995. A novel activity of E. coli uracil DNA N-glycosylase excision of isodialuric acid (5, 6 - dihydroxyuracil), a major product of oxidative DNA damage, from DNA. FEBS Lett., 364(3): 255 - 258.

Zhao F, Wang B, Zhang X, et al., 2015. Induction of DNA base damage and strand breaks in peripheral erythrocytes and the underlying mechanism in goldfish (Carassius auratus) exposed to monocrotophos. Fish Physiol. Biochem., 41(3): 613 - 624.

Øsnes-Ringen O, Azqueta AO, Moe MC, et al., 2013. DNA damage in lens epithelium of cataract patients in vivo and ex vivo. Acta Ophthalmol., 91(7): 652 - 656.

第8章 彗星试验在人类生物监测和流行病学研究中的应用

8.1 引　言

生物监测是指定期检查人体生物材料中毒物和其代谢产物的含量，或定期检测由其所致的生物效应水平，并与参比值进行比较，以评价人体接触毒物的程度及对健康可能的影响。人类生物监测依赖生物标志物的使用，生物标志物为生物系统中分子和细胞事件的定量指标，与人体健康、发育、衰老等相关。生物标志物是在观察性或干预性研究中从患者或志愿者收集的生物材料（通常是血液或尿液）中测量的（Angerer 等，2007；WHO，2015）。

分子流行病学以分子或细胞生物标志物作为疾病风险或致病、预防因素暴露的指标，在环境和职业暴露、病因、营养、生活方式等方面的研究中有应用。它是传统流行病学的一种有价值的辅助手段，其优点是比传统方法需要更少的受试者和更少的时间（因此更经济）。人类的分子流行病学研究具有直接相关的优势，不像动物或其他试验模型需要对人类进行外推。在流行病学研究中，生物标志物可与健康数据结合使用，以证明污染物的身体负担与其健康影响之间的联系，并可用于检验其他研究假设。此外，如经慎重筛选，生物标志物可以提供有关病因分子机制的有用信息。例如，它们是否反映了疾病进展的早期阶段。本章将侧重于遗传毒性暴露和癌症风险的生物标志物，主要是使用彗星试验测量 DNA 损伤和 DNA 修复。彗星试验是测量人类细胞 DNA 损伤最流行的方法。从本质上说，它通过放松 DNA 环的超螺旋的能力来测量 DNA 断裂，然后在（碱性）电泳下延伸形成彗星状图像；尾巴 DNA 荧光的相对强度表明链断裂的频率。可以引入额外的步骤，用损伤特异性酶消化 DNA，如氧化的碱基转化为 DNA 链断裂，彗星尾强度增加。这种修饰在生物监测中特别有用，因为氧化应激和随之而来的 DNA 氧化是各种暴露和许多人类疾病的特征（Azqueta 等，2019）。

生物标志物通常可以(相对地)在非侵入性获得的样本中进行测量,这些样本通常指血液或尿液。DNA 损伤因其在癌变过程中的作用而被认为是一种有用的生物标志物。每天,每个细胞的 DNA 中都会发生许多损伤,这些损伤是由自然或人工的外源性辐射源或遗传毒性化学物质造成的,也可能是由于暴露于内源性活性氧,或由于复制错误。但几乎所有的 DNA 损伤都是可以修复的,而且即使 DNA 复制时出现了损伤,也不一定会导致突变。DNA 损伤应被视为暴露于遗传毒性物质的标志,从这个意义上说,它反映了疾病风险,但它是否可以被视为个人癌症风险的预测标志是有争议的。

本章的目的是描述彗星试验在人类生物监测应用的相关技术问题,如标本的取样和储存,以及对生物监测研究之前和之后结果的解释和应处理的统计及伦理问题。重点列举几个方面的实际应用。有关与测定条件的要求和标准测定程序和为特定改良相关的技术细节详见本书其他章节。

8.2 人类生物监测样本的类型及收集

生物样本采集是生物监测一个重要的步骤,为了获得可靠的数据,需要尽可能地降低生物样本的可变性。各实验室应建立标准的采集程序,并在整个试验过程中严格遵守。目前,应用最多的是外周血单个核细胞,其次是各种上皮脱落细胞。

在制订计划阶段必须明确以下几点: ① 受试者采集时的情况(例如,采集血液样本时是否禁食、采样时间安排等)、样本采集模式、选择的血液抗凝剂类型、细胞维护培养基、需要时进行酶处理;② 温度和最长试验时间(从样品收集到彗星载玻片制备);③ 容器和采集管类型;④ 样品的识别和归档。

8.2.1 人类生物监测样本的主要类型

(1) 血液和血液衍生样本

1) 采血和抗凝血: 血液是最适合和广泛应用于人类生物监测的组织,一是因为取血的侵害性低,二是因为可以获得丰富的血液成分的常规临床生物化学信息。大多数研究使用静脉穿刺,但若只需要少量血液,则可使用针刺样本,这种方法与静脉穿刺样本的平均损伤基线水平相似。

抗凝剂的选择可能是至关重要的,因为据报道,使用枸橼酸盐或肝素收集的样本在 6 h 后血浆 DNA(来自受损白细胞)会增加。然而,抗凝剂的选择是否对彗星试验结果有影响尚未确定，目前均使用 EDTA、枸橼酸盐和肝素。

2）不同的血液源性制剂和细胞类型：在血细胞中，目前使用最多的是梯度分离的单个核的白细胞，通常为淋巴细胞，但其中单核细胞也有相当比例（约为单个核细胞部分的 1/4）。关注这一亚群的原因，除了它比总白细胞更具同质性之外，还有外周血单个核细胞在全身循环，有相当长的寿命，因此可以作为生物监测研究的前哨细胞。

然而，已有研究表明，外周血单个核细胞的分离过程并非对 DNA 损伤基线水平没有影响，与非分离的外周血单个核细胞相比，梯度分离的外周血单个核细胞的链断裂增加，尽管 Fpg 敏感位点所反映的氧化碱基没有改变（Giovannelli 等，2003）。Bausinger 和 Speit（2016）的研究报告，与全血相比，辐射和烷基化剂诱导的外周血单个核细胞 DNA 损伤减少。外周血单个核细胞对体外氧化应激的反应也远高于全血。这实际上是经分离后的细胞的优势，特别是在抗氧化/保护干预研究中。事实上，健康志愿者全血细胞中 DNA 损伤的基线水平通常很低，很难测量其进一步降低的程度；相反，细胞在分离的情况下，可评估对体外诱导的 DNA 损伤的保护，从而反映其抗氧化状态。

越来越多的人类生物监测研究使用全血细胞进行彗星试验，从而避免了细胞分离程序。在这种情况下，只能研究有核细胞，即白细胞。使用全血细胞比较简单，但由于它包含白细胞的全部亚群，用全血获得的结果和用分离的外周血单个核细胞获得的结果可能没有可比性。Giovannelli 等（2003）提出了在全血细胞载玻片中对多形核细胞和单个核细胞分别进行评分的可能性，但是这个过程是十分耗时的，而且视觉观察可能因来自不同操作者和不同检测条件而有差异。

在生物样品库中，血液通常以白细胞层（buffy coat）这样的形式被储存，这为大规模的流行病学回顾性研究提供了可能性。正因为如此，白细胞层最近受到了开展彗星试验在人类生物监测中应用的研究人员的关注。白细胞层的制备涉及对全血细胞进行梯度离心，在红细胞的顶部产生富含白细胞的一个细胞层，随后其可以被少量吸出。最终获得 5～6 倍浓缩白细胞的血液制品，其中白细胞仍受血浆和红细胞抗氧化能力的保护作用。与全血细胞相比，白细胞层的一个优点是它可以保存在生物样品库中。尽管如此，产生自由基的中性粒细胞的存在是否能够随着时间的推移，特别是在具有保护作用的红细胞存在的情况下，改变基线损伤水平，仍有待证实。

虽然大多数研究使用全血白细胞，但越来越多的人对评估唾液白细胞的初级 DNA 损伤感兴趣，特别是在开展空气污染影响的研究时。这些细胞直接暴露在经过口腔的空气中，可视为暴露的靶细胞，这样，其比血液细胞更适合评估其影响。此外，它们易于取样，特别是在儿童，使用一种简单和非侵入性的方法即可取样（Fernández - Bertólez 等，2021）。尽管如此，研究者还是发现了一些问题，如每个样本能获取到的细胞数量有限，处理过程耗时，口腔上皮细胞会对彗星图像造成干扰。

（2）上皮细胞：适合人类生物监测的上皮细胞是容易获取的上皮脱落细胞，如口腔和鼻腔中的上皮细胞，口腔和鼻腔是环境污染物的首次暴露点。这类细胞的收集相对容易，但获得的细胞数量通常很低，这对于仅需要非常少量的细胞彗星试验通常不是问题。脱落细胞的另一个重要问题是它们的生理状态（如死亡、坏死/凋亡、受损或健康等情况）会影响 DNA 损伤的测量水平，因此，在进行 DNA 损伤的测量之前，对细胞活力的评估显得尤为重要。此外，在某些情况下，可能需要通过酶解分离细胞聚集物。这些细胞通常比血液或培养细胞表现出更高的基线 DNA 损伤水平。然而，已有研究表明，仍然有可能检测到与不同环境应激源相关的 DNA 损伤增加。Rojas 等（2014）回顾了取样方案、最常用细胞类型的样品存储和制备，以及每种特定环境下该方法的适用性。

在微核试验和彗星试验的人类生物监测中，已提出并多次使用脱落的颊细胞进行遗传毒性试验。这些细胞可以通过简单的漱口或口腔黏膜刮取而获得。据报道，在职业环境中，这些细胞的 DNA 损伤增加，这与生活方式和环境因素有关，如吸烟、饮用水污染或辐射。也有人提出，这些细胞可以作为营养研究的有用工具。

鼻黏膜细胞是通过轻刷鼻甲上皮获得的。在吸入暴露于环境空气或工作场所空气中的污染物的研究中，这种细胞类型比循环白细胞有明显的优势。在空气污染暴露的某些情况下，鼻黏膜细胞中得到的试验结果与外周血白细胞中得到的试验结果不同，这表明这些上皮细胞可以是更好的损伤标志物。尽管这类细胞与呼吸暴露非常相关，刷取过程中受试者可能会有不愉快的感觉，可能鉴于这个原因，鼻黏膜细胞没有得到普遍应用。

泪管上皮细胞也暴露在环境污染物中，可以简单地从眼泪中恢复。到目前为止，只有一项研究将它们用于人类生物监测，从而发现了臭氧浓度高的城市大气对 DNA 的损害作用（Rojas 等，2000）。

彗星试验的一项有趣的新应用涉及从手术摘除的人眼组织中提取的细胞，包括角膜上皮、内皮细胞、晶状体包膜、虹膜和视网膜色素上皮（Azqueta 等，2018）。因为空气中的 DNA 损伤剂与眼睛的上皮细胞直接接触，所以这项技术还需要进一步开发和验证。

脱落的膀胱细胞可以从尿液中回收而获得,用于常规的尿液细胞学检查,它们也被用于彗星试验的 DNA 损伤测量。在有患膀胱癌风险的橡胶工人中,彗星试验结果与膀胱镜检查的一致性比尿细胞学检查更好,也比尿细胞学检查更适合筛查膀胱癌(Cavallo 等,2014)。

(3) 活组织检查:彗星试验在遗传毒理学研究中通常用于检测组织样本的 DNA 损伤。事实上,OECD TG489 特别提到了在动物模型中使用组织样本来开展彗星试验(OECD,2016)。

然而,这种活检组织的彗星试验很少用于健康人的研究项目。一个罕见的例子是使用彗星试验(包括酶修饰的彗星试验),对暴露在高海拔缺氧环境下的健康人类志愿者的肌肉活检(Lundby 等,2003)。临床病例的组织活检细胞,如结肠活检组织也可用于彗星试验。

8.2.2　采样时间

采样条件(如采样时间)是影响彗星试验结果的一个重要因素,因为如果环境条件不是最佳的,那么 DNA 损伤会增加。研究表明,对于彗星试验而言,季节变化和采样时间比其他细胞遗传学分析(如微核和染色体畸变)起着更重要的作用(Dhawan 等,2009)。在生物监测研究中,建议同时采集禁食受试者的血液样本(通常在早上),并将样本在凉爽的环境中运输。而更重要的是,应在一天的同一时间收集所有暴露和对照受试者的样本,以减少不同时间对结果的可能影响(Betti 等,1995)。若研究超过一年,则应在每年的同一季节采样。当血液在一年中较温暖的季节取样时,彗星试验描述符(即损伤水平)可能更高。

8.2.3　样品处理和储存

(1) 试验时间:理想情况下,采集外周血后应立即进行彗星试验。然而,在大型人体研究或需要远离实验室取样的研究中,这些最佳条件是行不通的。在这种情况下,全血的存储条件应该在执行彗星试验之前优化。在重复从相同的对象如饮食干预或环境暴露(如空气污染)中采样的研究中,低温保存样本也是一个很好的策略。

在某些情况下,样本可以在数小时内被处理,即在新鲜细胞上进行彗星试验。Koppen 等报告,对于在取样后 6 h 内处理的样本,DNA 的链断裂的水平随着样本在实验室存放时间的增加而轻微下降(Koppen 等,2018)。Dusinská

和 Collins(2008)在取样后 4 h 内处理的外周血单个核细胞中也描述了同样的情况。另外，当血液样本在室温下保存时，这两项研究中都观察到 Fpg 敏感位点的增加。

Anderson 等(1997)的报告称，在室温或 4℃下保存 4 天，用彗星试验测量的人类全血中均未诱导任何 DNA 链断裂。Collins 的研究也得出了类似的结论，即样本可以在室温和 4℃下保存 4 天，而不会影响 DNA 链断裂的水平(Collins,2004)。

当处理彗星试验样本时，温度、体积和血液储存时间似乎是需要考虑的关键参数。总之，这些研究表明，全血的某些成分可能有保鲜作用，但这些作用是有限的，而且与温度、体积和时间有关。此外，一些成分和反应也可以改变 DNA，如红细胞的溶解和可以引发氧化爆发(oxidative burst)的中性粒细胞的存在。

由于所有这些研究结果不一致，建议在 4℃或室温下短时间保存(少于 4 h)试验样本，以避免采集全血和处理彗星试验之间的 DNA 损坏。

(2) 运输的影响：根据 Anderson 等(1997)和 Koppen 等(2018)的研究结果，全血在隔离的包装中，在室温下保存血液是可行的。他们发现，在室温下分别保存 4 天和 3 天的全血样本，并没有显示出 DNA 链断裂的增加。

(3) 冷冻样品的长期储存：在生物监测研究中，样本的储存是一种常见的做法，在这种情况下，鉴于物流的原因，彗星试验一般不会对新鲜材料进行研究。事实上，大多数关于 DNA 损伤的人类数据来自对低温保存的细胞进行的分析，但在某些情况下，没有提及保存过程(例如，低温保存的方法、保存时间)。全血和分离的外周血单个核细胞都可以冷冻并保存在-80℃条件下或液氮中。然而，冷冻方法、用于超低温保存的培养基、保存条件和解冻过程都可以成为影响细胞活力、DNA 损伤水平和细胞反应(如 DNA 修复)的潜在关键因素。目前，样品低温保存的方法多种多样。对于全血，一些研究人员建议快速冷冻小体积的样本(最多 250 μL)，以避免结晶形成；有研究报告称，用等体积的含 20% DMSO 的细胞培养基稀释全血可防止冷冻过程中的细胞损伤(Hininger 等,2004)。关于外周血单个核细胞，一些研究建议将细胞混悬在 PBS 或 10% DMSO 培养基中(Collins 等,2014)，而另一些研究报道，将细胞混悬置在 50%胎牛血清、40%培养基和 10% DMSO 中(Godschalk 等,2014)储存的细胞数量可能是标准化的一个重要因素。例如，为了提高细胞活力，建议将外周血单个核细胞按每毫升不超过 3×10^7 个细胞的方法进行冷冻。

细胞最终的长期储存在生物样本库(在-80℃的低温冰柜或液氮中储存

生物样本)中,这些生物样本通常用于研究和(或)临床。生物样本在符合适当的冷冻和储存条件之后即成为一种有价值的DNA损伤分析资源。低温保存技术适用于外周血单个核细胞和全血。

倘若使用了适当的保存方法,生物样本库中的任何类型的样本都可以用于彗星试验以评估DNA损伤。生物样本库必须详细记录每个生物标本的性质、来源、目的和生物样本库的生命周期(采集时间、预登记、接收、处理、质量控制、储存条件、使用要求、检索和分发)。对长时间保存的样本进行彗星试验的经验是有限的,至少在低温保存的最佳条件和减少保存的不利影响确定之前,需要仔细评估结果。

8.3 彗星试验应用于人类生物监测时应注意的一些问题

虽然彗星试验非常适合用于生物监测,但为了确保研究的可靠性,也应特别考虑某些实际和理论问题。从研究设计、初始采样到最终数据评价分析的每一步都起着重要的作用,影响着结果的可靠性。因此,每个实验室应建立并实施所有试验过程、样本操作和分析的标准程序。虽然期望所有进行人类生物监测研究的实验室采用相同的方案是无法现实的,但实验室间验证研究对于确保分析的可靠性和真实性仍然是极有价值的。

人体研究可以是干预试验(如临床试验、人体试验),也可以是生物监测(如环境和职业暴露人群的生物监测),包括分析来自有不同疾病或潜在暴露的个体的样本。临床或志愿者试验是指有明确设计的干预研究,如随机对照试验。生物监测研究通常是观察性的,可能是病例对照(回顾性)研究、队列(前瞻性)研究和横断面(前瞻性和回顾性)研究(Wasson等,2008)。一般来说,队列研究比病例对照研究更受重视,因为它们的数据质量更好,而且没有回忆偏倚。观察性研究的主要问题是偏倚(bias)和混杂(confounding)。当其他因素与所研究的因素相关联时,就会发生混杂,并可能导致得出错误的结论。这会对研究内部的有效性(潜在的因果关系)产生影响。彗星试验能在非常低的暴露水平上检测单细胞水平上的DNA损伤和修复,这种高灵敏性是该试验系统的一个主要优点,但这也使其容易受到偏倚的影响,比如可能在观察性或非随机研究中引入的偏倚(Lovell等,2008)。

偏倚是指一组研究与另一组研究在采取的措施上存在系统性差异。一个例子可能是在不同的时间收集对照和暴露个体的样本并分别处理。例如，暴露组是一组中年男性体力劳动者，而对照组是一组年轻的主要是女性办公室职员。任何接触的可能影响都会与性别和（或）年龄的影响相混杂（Lovell 等，2008）。

防止混杂影响的方法与试验研究情况相似，如随机化、限制、匹配、分层和调整。随机化的目的是在研究组或试验组之间已知混杂因素和未知混杂因素的随机分布。限制的目的是排除有相关因素的个体，但这种方法本身会导致偏见。研究中可以对个体或群体进行匹配，以使混杂因素在群体之间的分布均衡。分层（相当于试验研究的区组）是为了试图确保混杂因素在每一层级中均匀分布（Lovell 等，2008）。

混杂因素并不总是已知的（称为残余混杂或潜伏变量）。随机化通过将研究单元随机分布到不同的处理组，提供了对已知和未知混杂因素的最佳保护（这是随机对照试验等干预研究中支持随机化的主要论点之一）。

在对样品进行分析之前，有许多因素会影响样本的质量。为了防止从这些样本中获得的数据出现系统性偏倚，应遵循关于收集和处理的准则。

随机化应用于研究的各个方面。例如，需要注意确保按随机顺序处理样本。研究也应该尽可能地按“盲法”进行，以尽量减少引入的偏倚。将随机化局限于将个体分配到处理组中，然后在代码被破解后，按系统顺序对样本等进行处理是不合适的。

数据可以通过使用多变量方法（如多元回归）来调整或标准化，但这只有在混杂因素能够被识别和测量的情况下才有效。多变量分析包括协变量试图消除由于混杂而引入的偏倚，但这种分析也受到了使用多元回归方法研究人员的批评。建模方法必须是透明的，可以选择包括或排除的变量、模型拟合的检验、明确的假设、进行敏感性分析，所有这些都可以加以审查（Lovell 等，2008）。

匹配研究与非匹配研究的分析是不同的。匹配研究使用的是条件 logistic 回归，不匹配研究使用的是非条件 logistic 回归。对潜在混杂因素（如年龄）进行病例对照匹配，存在过度匹配或不足匹配的风险。

Dusinska 和 Collins（2008）回顾了彗星试验在生物监测中的应用（特别是在基因与环境交互作用下），列出进行人类物监测研究时应注意的一些问题：

1）确保有适当的伦理学批准。

2）确保适当的样本大小（通过统计功效计算以确定在处理组需要的样本数量）。

3）包括适当的阴性对照组（未暴露或未处理或安慰剂处理）和阳性对照组（已知DNA损伤剂处理），以便于技术核查。

4）在干预研究中，确保受试者被随机分配到处理组。

5）确保同时采集对照组和处理组或暴露组的样本（避免在不同时间分批次采集对照组和处理组或暴露组的样本）。

6）要特别注意避免混杂效应，如季节效应或每周的天数对各研究组有不同的影响。

7）如果样本量不适合作为一个随机组来处理，可以使用"区组"方法尽量减少随时间变化的影响。

8）在整个研究过程中使用相同批次的试剂、设备等进行一致的取样。

9）将所有程序的顺序和样本评分随机化以尽量减少任何不可控变量的影响。

10）确保重复的样本以提供变异性的估计，避免样本全部丢失。

11）确保各批次样本的存储条件相同。

12）确保在整个研究过程中使用通用的标准方案。

13）在研究过程中不要改变或修改试验方案。

14）避免因随意处理样本而导致意外偏差。

15）按照良好的实验室规范工作（或至少遵循其精神工作）。

16）同时处理所有样本，或按区组成批平均分配处理所有样本。

17）确保研究中的所有评分都是由同样有经验的评分者进行的。

18）使用随机排序和"盲法"评分，以最大限度地减少评分过程随时间变化的影响。

19）如果需要多个评分者参与，组织评分过程应尽可能遵循随机、双盲的原则。

20）确定试验单元并应用适当的统计方法。

8.4　影响彗星试验检测人类DNA损伤程度的各种因素

人类生物监测研究的规划需要仔细评估可能导致DNA损伤水平和组内变异的因素。这不仅涉及如何处理混杂因素（即避免系统错误），也涉及可能导致结果中异常值的随机因素。后者可能很难控制，因为它可能会与正确地选择受试者或暴露组和对照组之间的匹配标准相抵触。性别、年龄及基因组状况是受试者不能改变的因素，而生活方式或特定的化学物接触是可以改变的因素。本文主要评估白细胞 DNA 损伤水平的研究结果，试验样本分别为白细胞、外周血单个核细胞或淋巴细胞(lymphocytes)。

8.4.1 人体内在的不可变因素

该因素对研究中的每个个体来说是固有的，受试者不能控制该因素，如受试者的年龄、性别和其他个体易感性的生物学变量。性别和年龄是受试者不能改变的因素，而生活方式或特定的化学接触则是可以改变的因素。

(1) 年龄：年龄和性别对 DNA 损伤水平的影响是众所周知的，某些生物监测研究限制将受试者纳入特定年龄组或性别组。2000 年之前发表的研究结果表明，年龄并不是白细胞中 DNA 链断裂基线水平的主要相关因素，这可能是由于当时使用的彗星试验描述符如彗星尾长度并非最佳表达方式(Møller 等，2000)。到 2005 年发表的研究使用%彗星尾 DNA 和视觉分类作为彗星试验描述符，Meta 分析显示年龄与白细胞中 DNA 链断裂水平呈正相关，而与 EndoⅢ和 Fpg 敏感位点的水平没有差异(Møller，2006)。更近期的研究专门评估了 DNA 链断裂水平的年龄差异，结果分别为正相关(Humphreys 等，2007)、无关(Løhr 等，2015)及负相关(Sirota 等，2008)。研究结果的差异可能与年龄跨度、白细胞类型、新鲜或冷冻标本分析、统计分析等多种因素有关。后者属于作为分类(即年龄组)或连续(即按年计算的真实年龄)变量的年龄。此外，多元回归分析似乎显示年龄对 DNA 损伤水平影响不大，这可能是由于控制混杂效应或中介效应。例如，一项涵盖 992 名受试者的大型横断面研究显示，年龄与外周血单个核细胞的 DNA 损伤水平呈正相关($P<0.05$，线性回归)，但在校正性别和一些代谢危险因素的分析后没有显著意义(Løhr 等，2015)。这表明，年龄的效应受到各种生活方式因素的影响。

只有少数研究评估了白细胞中年龄和 DNA 氧化损伤之间的关系。用 Fpg 或 hOGG1 修饰的彗星试验评估发现，年龄与 DNA 损伤水平呈正相关(Humphreys 等，2007)或无影响(Løhr 等，2015)。尽管不同研究报道了不同的结果，年龄应该被认为是研究中的一个混杂因素(Møller，2019)。

(2) 性别：对截至 2005 年发表的文献的系统回顾并没有显示女性和男性白细胞中 DNA 链断裂、EndoⅢ和 Fpg 敏感位点的水平存在差异(Møller，2006)。这与最近的几项研究一致，这些研究使用多变量分析表明，性别之间没有或存在不明确的差异。事实上，只有少数研究在多元分析中显示出性别差异;有些研究报告显示,女性的 DNA 链断裂水平更高(Møller 等,2002),而另外的研究则发现男性的 DNA 链断裂水平更高(Slyskova 等,2011)。在 Fpg、hOGG1 或 EndoⅢ修饰的彗星试验中,有关性别的 DNA 损伤水平差异的研究相对较少,但未发现性别之间有任何差异(Møller,2019)。

(3) 个体易感性:影响疾病易感性的个体生物学变量,如Ⅰ相和Ⅱ相代谢酶、抗氧化状态及 DNA 修复能力。这些内在因素的个体间变异可能来自遗传多态性、表观遗传调控或环境影响(Dusinska 等,2008)。

迄今,对 DNA 修复进行评估的研究相对较少,也没有证据表明环境或职业暴露对 DNA 修复有实质性影响,尽管在一些试验中,营养补充对 DNA 修复能力有作用(Collins 等,2012)。另一项研究表明,与疾病相关的 hOGG1 多态性与外周血单个核细胞中较高水平的 FPG 和 hOGG1 敏感位点相关(Jensen 等,2012)。

Dusinska 等(2012)研究了 388 名受试者(暴露于石棉和矿物纤维组及对照组),发现Ⅱ相代谢酶谷胱甘肽硫转移酶(glutathione S-transferase,GST)的活性与 EndoⅢ和 Fpg 敏感位点的氧化碱之间存在负相关关系,并且与碱基切除修复容量有关。Staruchova 等(2008)在同一队列研究中发现,DNA 修复与谷胱甘肽过氧化物酶(GPx)和过氧化氢酶呈负相关关系。DNA 损伤信号通路、生物转化酶和 DNA 修复调控之间的相互作用是一个越来越吸引人们关注的话题。

8.4.2　季节和气候因素

一些研究观察了气候因素或者更广泛意义上的季节变化对彗星试验测量的 DNA 损伤水平的影响。与季节变化有关的因素包括温度变化、太阳照射(强度和持续时间)、空气污染(臭氧、颗粒物、挥发性化合物)、过敏(花粉)、体育锻炼、在户外/太阳下暴露的时间及穿着的变化。最近,Geric 等于 2008~2016 年对克罗地亚 Zagreb 市 162 名居民进行的全血彗星试验发现,采样季节和医疗辐射暴露是影响结果的两个主要变量(Geric 等,2018)。更具体地说,这项回顾性研究表明,太阳总辐射量(J/cm^2)、温度和日晒时间(h)对试验都有影响。他们的结果肯定了大多数早期的横断面和纵向研究的结果。在对健康成年人进行重复取样的研究中,也发现在一年中较温暖的时期 DNA 损伤增加的现象。在希腊,40 名不吸烟的男性,在夏季每天进行 6 h 的户外活动,夏末(9 月)的单个核细胞 DNA 损伤水平高于冬末(3 月)的单个核细胞 DNA 损伤水平(Tsilimigaki 等,2003)。在比利时,对 45 名不吸烟的办公室和实验室工作人员在一年的所有季节进行了4次全血采样(Verschaeve 等,2007),另外48名不吸烟的办公室工作人员在冬季和夏季分别进行了一次全血采样(Koppen 等,2015),在这两项研究中,DNA 损伤与采样前一周的平均8 h 臭氧浓度和平均室外温度相关。后一研究是为了证实一项对200名青少年(17~18岁)进行的横断面研究的结果,在该研究中,全血彗星试验结果和尿8-羟基-2-脱氧鸟苷(8-oxodG)都受到臭氧浓度、室外平均温度及采集前3天日照时间的影响(Koppen 等,2007)。Møller 等(2002)在另一项纵向研究中对太阳辐射的影响进行了深入研究。在为期14个月的时间里,研究人员每月对21名办公室和实验室工作人员进行一次随访发现,单个核细胞的 DNA 损伤与采血前3~6天每天平均日照量相关。这提示阳光穿透人类表皮的外层(如紫外线 A 和紫外线 B),损害了在皮肤血管中循环的外周血单个核细胞的 DNA。在这项研究中,全血彗星试验结果和尿8-oxodG 都受到臭氧浓度、室外平均温度及采集前3天日照时间的影响(Koppen 等,2007)。Giovanelli 等(2006)观察了79名办公室和实验室工作人员,一年中单个核细胞的 DNA 损伤与室外空气温度呈正相关,并且在较小程度上与全球太阳辐射和空气臭氧水平呈正相关。与 Fpg 敏感位点相比,DNA 链断裂频率表现出更强的季节性趋势,夏季 DNA 链断裂频率更高。紫外线辐射诱发氧化应激和特定的光产物(如胸腺嘧啶二聚体),在 DNA 修复时转化为短暂的链断裂。有趣的是,高身体质量指数(body mass index,BMI)(BMI>25 kg/m^2)对室外温度变化的敏感性较高,这可能是由于其散热效率较低(Møller 等,2002)。

但也有一些研究报告,如捷克共和国(Srám 等,1996)和波兰(Perera 等,1992)的污染地区,冬季采集的血细胞 DNA 损伤水平较高。这种差异的原因可能是气温较低时期,逆温现象和石化燃料燃烧增加,当地的空气污染较重。

总之,较高的太阳辐射和室外温度似乎是解释在温暖/阳光明媚的季节观察到的 DNA 损伤水平较高的重要因素。

8.4.3 生活方式

生活方式是人们行为方式的所有方面,无论是自愿决定的,还是由经济、文化或地理环境所决定的,生活方式对研究中的每个个体实际上是相对固定的。被试者本来可以改变因素,但由于习惯或嗜好不能或不愿意这样做(如吸烟、饮酒、对某些食品的偏好)或因个人爱好而积极寻求(如定期体育活动),在日常生活中,因这些生活方式,人们接触到许多具有引起或防止诱变和致癌作用的物质(Ataseven 等,2016)。这些因素在研究中可能不会引起混杂效应,因为它们可能是高度个体化的。

(1) 吸烟：吸烟对DNA损伤的影响已被深入研究，因为烟草含有多种遗传毒性/致癌物质。因此，吸烟也被认为是一个混杂因素。

Kassie等发表了一篇综述，他们在几项人类研究中发现吸烟会导致DNA链断裂增加；然而，损害的程度与吸烟数量无关（Kassie等，2000）。几年后，Faust等发现29篇研究中只有9篇报道吸烟可显著增加淋巴细胞DNA链断裂，16篇报道未发现这种关联（Faust等，2004）。此外，DNA损伤与每天吸烟数量之间的关系仍不清楚；一些研究报告称，与不吸烟的人相比，每天吸一支或多支香烟会使其产生DNA损伤，而另一些研究则称，即使是每天吸10支或更多香烟的人也没有出现这种DNA损伤。在同一篇论文中，有报道称，使用彗星试验专门研究吸烟对DNA完整性影响的研究中，超过55%的研究没有发现任何关联。Hoffmann等对38项已发表的研究进行Meta分析，发现吸烟者的DNA链断裂水平高于非吸烟者（Hoffmann等，2005）。然而，当吸烟作为一个潜在的混杂因素在职业研究中被调查时，这种影响非常小。Collins等指出，在职业研究中，吸烟似乎不是一个重要的混杂因素（Collins等，2014）。值得一提的是，在该项研究的设计中，吸烟被认为只是一个混杂因素，可能不足以发现吸烟者和不吸烟者之间的差异。

不同的研究观察到的差异可能是由于以下几个因素：样本的大小（即参与者的数量）、吸烟数量和时间、香烟的类型（如手卷烟、有无过滤器）和品牌。关于吸烟影响的报告似乎集中在欧洲南部的国家，该区域有可能更频繁地吸食含有深色烟草和高焦油含量的香烟品牌。Kocyigit等（2011）的研究表明，手卷烟吸烟者单核白细胞DNA链断裂水平明显高于滤嘴烟吸烟者。与从不吸烟的人相比，两组人的DNA链断裂水平都明显更高。总体来说，与不吸烟者相比，吸烟者的DNA损伤水平略高。但如果统计效率不足，则无法检测到这一点（Faust等，2004）。

另一个可能导致不同研究中观察到的差异的因素是对照组的被动吸烟，这通常被忽略（Faust等，2004）。在这方面，Lam等对接触苯的电梯工厂工人进行了一项研究，观察到在家主动或被动吸烟与DNA损伤显著相关（Lam等，2002）。然而，在工作场所被动吸烟并不影响DNA损伤。所有的这些研究均使用了标准的碱性彗星试验。然而，Fpg修饰的彗星试验（或使用其他酶检测氧化碱基）可能更适合检测吸烟引起的DNA损伤。用酶修饰的彗星试验来评估吸烟引起的氧化损伤的研究很少。Fracasso等（2006）发现，与非吸烟者或被动吸烟者相比，主动吸烟者细胞中的DNA链断裂水平明显更高。在主动吸烟组，使用 Fpg 时观察到的 DNA 损伤水平明显高于不使用 Fpg 时检测到的链断裂水平。令人惊讶的是，作者没有检查各组间 Fpg 敏感位点的差异。一篇对 125 项研究的综述表明，吸烟不会影响 Fpg 和 Endo Ⅲ 敏感位点的水平（Møller，2006）。值得注意的是，这项研究的目的是寻找血液细胞 DNA 损伤的参考值，因此并不是所有的研究都用吸烟和不吸烟的参与者来检测 Fpg 和 Endo Ⅲ 敏感位点。

无烟烟草（电子香烟）也是遗传毒性化合物的来源。应该强调的是，无烟烟草的影响还没有在人类接触研究中评估过。然而，有研究已经证明这种形式也会在外周血样本中诱导 DNA 链断裂（Chandirasekar 等，2014）。此外，无烟烟草诱导淋巴细胞 DNA 链断裂的水平明显高于普通烟草（Sardas 等，2009）。

（2）饮酒：乙醛是乙醇降解过程的第一种代谢物，可诱导交联并与 DNA 和蛋白质形成加合物（Balbo 等，2015）。研究者使用彗星试验研究了几项饮酒对人类 DNA 损伤的影响。对酗酒者进行的研究表明，他们的血细胞 DNA 损伤水平高于对照组（Retana-Ugalde 等，2007；Aguiar Ramos 等，2016）。在健康人群中也发现了饮酒与 DNA 损伤之间呈正相关（Weng 等，2010）。相反，Pool-Zobel 等（2004）发现，男性酗酒患者直肠细胞和淋巴细胞的 DNA 损伤，包括 DNA 链断裂和 Endo Ⅲ 敏感位点都低于对照组。然而，参与者的数量，尤其是对照组的数量非常少。Løhr 等（2015）的研究显示，饮酒与男性的 Fpg 敏感位点显著正相关，但在女性中未发现此现象。该研究在 1 019 名受试者（18～93 岁）中进行，目的是研究氧化损伤 DNA 水平与代谢危险因素之间的关系。Milic 等（2010）没有发现饮酒的人血细胞 DNA 损伤比不饮酒的人的血细胞 DNA 损伤增加。

在某些研究中，饮酒被作为统计分析的共变量（即可能的混杂因素），显示了相互矛盾的结果。其中一些研究报道了饮酒和血细胞 DNA 损伤之间的正相关关系（Zhu 等，2000；Rombaldi 等，2009）。而另外一些作者则报道血细胞 DNA 损伤与饮酒之间缺乏联系（León-Mejía 等，2011；Moro 等，2012）。此外，也有报道称脱落的颊细胞缺乏这种联系（Carbajal-López 等，2016）。

饮酒的数量或类型可能会导致相互矛盾的结果；许多报告没有提供这一信息。此外，样本量对结果的可靠性也有很大的影响。适量饮酒，尤其是饮用葡萄酒，对氧化还原状态和 DNA 稳定性也有好处。据推测，经常饮用适量的葡萄酒对健康有益。葡萄酒的有益作用主要归功于其具有抗氧化特性的非乙醇成分（Gajski 等，2018；Giacosa 等，2016）。一个值得注意的问题是，乙醛可诱导 DNA 交联,从而可以减少 DNA 迁移。这是解释结果时要考虑的一个因素,也可能是导致结果冲突的原因。

(3) 体育运动: 彗星试验已用于研究体育锻炼后发生 DNA 损伤的可能性,因为已知运动后会导致氧化应激(Møller 等,1996)。DNA 不稳定性在刚进行体力活动的志愿者或经常进行体力活动的志愿者两种不同对象即进行了评估。

Hartmann 等(1994)对 3 名健康志愿者进行了快速短跑的效果测试发现,运动后健康志愿者的白细胞 DNA 链断裂增加。DNA 链断裂在快速短跑 6 h 后开始出现,24 h 后达到最大,72 h 后 DNA 链断裂水平回到基础水平。在相同的研究中,志愿者们以固定的速度行走 45 min,以确保有氧代谢,并没有看到上述效应。同一作者证明了维生素 E 补充剂可降低在跑步机上跑步直到精疲力竭后 24 h 后检测到的 DNA 损伤。他们还发现,尽管经过训练和未经训练的志愿者在剧烈运动后白细胞的 DNA 损伤显著增加,但未经训练的志愿者的损伤程度高于经过训练的志愿者,表明这是一种适应过程(Niess 等,1996)。几年后,同一组研究者进行了一项研究,他们测量了 6 名运动员在短距离铁人三项比赛后的 DNA 损伤。运动后没有观察到明显的效应;然而,DNA 链断裂在运动 1~5 天以双相模式显著增加,在 24 h 后有一个小高峰,在 3 天后有一个大高峰。5 天后未达到基础水平。然而,Fpg 修饰的彗星试验并没有显示任何额外的损害(Collin 等,2014)。同样,铁人三项比赛后,Fpg 敏感位点和 DNA 链断裂的水平没有改变,而运动 5 天后,Endo Ⅲ 敏感位点的水平略有增加。在常氧条件下,短时间激烈的自行车运动也不会改变 DNA 链断裂、Fpg 敏感位点和 Endo Ⅲ 敏感位点的水平,而在高海拔缺氧条件下,运动后立即出现的 DNA 链断裂水平升高。在进行体育活动后的 40 个老年人和年轻足球运动员中也发现了 DNA 损伤的增加。年轻的足球运动员即使在 45 天后也没有恢复基础 DNA 损伤水平(Collin 等,2014)。Esteves 等(2017)用 Fpg 测量舞者的 DNA 氧化损伤水平,发现舞者的 DNA 氧化损伤水平在舞蹈赛季后显著增加。然而,赛季前的水平低于对照组。在这种情况下,DNA 链断裂的水平没有受到明显影响。

定期锻炼对志愿者 DNA 损伤基础水平的影响也已被检测。虽然一些作者报告经常运动的人淋巴细胞 DNA 损伤水平较低,但另一些研究没有发现运动与 DNA 损伤水平之间有任何联系,甚至有些人报告的 DNA 损伤水平更高。在这最后一项研究中,即使是经常锻炼的运动员,如橄榄球运动员的 H_2O_2耐受性也较低。最近的一项研究发现,与久坐和终身业余耐力练习志愿者相比，文体活动组的淋巴细胞 DNA 损伤水平较低（Collin 等，2014）。

总之，很明显的是，一场剧烈运动后，DNA 损伤水平会增加，但对于经常参加体育运动的人来说，其影响就不那么明显了。运动员中发现低水平的 DNA 损伤的情况可能与适应性反应有关（Niess 等，1996）。

8.5 彗星试验在环境与职业暴露人类生物监测中的应用

8.5.1 环境暴露

人为环境污染已成为现代环境的固有特征。科学技术发展一方面造福于人类，另一方面对全球生物圈的压力也在迅速增加，对包括人类在内的生物群可能产生严重的后果，因为所有形式的生命都是相互联系的，人类健康与生态系统的健康密切相关。环境化学物质和污染物无处不在，存在于水、空气、食物和土壤中。虽然有些化学品在环境中存在的时间很短，可能不会对人体产生有害影响，但另一些化学物由于频繁暴露而在环境或人体中产生积累或长期存在，因此可能会对健康有不利的影响，从而增加发病率和死亡率。在环境暴露的生物监测研究中，关于彗星试验终点的各种研究已经已有诸多报告（da Silva，2016）。

在环境暴露中，空气污染是普遍存在的。彗星试验已用于建立不同人群和职业人群中空气污染物对 DNA 损伤的影响（Møller 等，2010）。空气污染水平的时间和空间变化可形成一定的暴露梯度。在一项针对生活/工作在持续繁忙的交通区域附近和生活在农村环境中的贝宁人的研究中，对尿中苯暴露的生物标志物 *S*-苯基硫醚氨酸（S-phenyl-mercapturicacid，S-PMA）的研究表明，外周血单个核细胞中 Fpg 敏感位点随位置改变和个人接触苯（燃料中的一种特定成分）频率的增加而增加（Avogbe 等，2005）。一项在丹麦进行的空气污染水平梯度的研究实例表明，来自交通污染的超细颗粒物水平与外周血单个核细胞中 Fpg 敏感位点的水平相关（Vinzents 等，2005；Bräuner 等，2007）。同一个研究团队还报告，与交通相关的空气污染与外周血单个核细胞的 DNA 损伤水平高度相关（Hemmingsen 等，2015），而短期暴露在高浓度的柴油废气（276 μg/m^3暴露 3 h）对外周血单个核细胞的 DNA 链断裂或氧化损伤的 DNA

没有影响(Hemmingsen 等,2015)。木烟是颗粒物的另一个重要来源,随着野火数量的增加,颗粒物越来越成为环境暴露的重要因素。但总体结果表明,与木烟或家庭空气中的灰尘相比,交通相关的空气污染对彗星试验检测到的DNA 损伤类型有更大的影响。此外,一氧化碳、臭氧、氮氧化物、二氧化硫等气体是可能导致 DNA 损伤并对人类健康构成严重威胁的大气污染物。此外,生活在刨花板厂附近暴露于甲醛和二氧化氮的意大利儿童(Marcon 等,2014),暴露于空气中多环芳烃的墨西哥儿童(Gamboa 等,2008),污染含镉、铅、二氯二苯二氯乙烯、六氯苯、多氯联苯和苯的比利时弗兰德斯地区的居民(de Coster 等,2008),均通过彗星试验发现,环境暴露对外周血单个核细胞的DNA 损伤。

8.5.2 职业暴露

用职业生物监测来检查工人接触各种化学、生物或物理因素(如噪声、热和辐射),以确定接触是否可能导致不良健康后果风险的增加。或者,职业生物监测研究也可以评估具有共同不良健康状况的工人群体,以确定工人的疾病状态是否可归因于某一种或某一组毒物。最近,Valverde 和 Rojas(2019)归纳了 138 项利用彗星试验研究职业人群 DNA 损伤的数据,将暴露划分为 4 类: ① 空气污染物暴露,包括挥发性有机化合物、多环芳烃和石棉,占这类研究的 51%;② 接触抗肿瘤药物、麻醉药或辐射暴露的医务人员,占 15%;③ 金属暴露,占 15%;④ 农药接触暴露,占 19%。对于这 4 类职业暴露危害,83%显示出由彗星试验检测到的 DNA 损伤,50%的研究表明其与其他生物标志物存在相关性。

许多研究监测了来自橡胶厂、层压厂、制鞋厂、塑料工业、卷烟厂和制药厂接触不同种类的碳氢化合物和挥发性有机化合物的工人的情况。其中,大多数研究发现职业暴露可导致 DNA 损伤(占 60%),一些研究还进行了使用多个终点的确证数据。然而,也有一些彗星试验研究并没有发现 DNA 损伤与工作场所的环境暴露有关。例如,接触污水、废物处理、鞋厂、焦炉、橡胶厂的工人,暴露于宇宙辐射和环境污染物飞行人员,暴露于染发剂、射频辐射和交通烟雾空气污染物的工作人员,生物监测研究没有显示出其 DNA 损伤水平增加。

对暴露于抗肿瘤药物、麻醉剂或辐射的医务人员使用彗星试验开展生物监测,大多数研究均发现其可诱导 DNA 损伤。在有关金属和杀虫剂的接触研究中,只有两项研究没有发现 DNA 损伤。在一项汞蒸气暴露的研究中,虽然暴露在汞蒸气中不会导致单链 DNA 断裂,但检测到了 DNA 修复能力的改变。此外,在一份评估含钴粉尘遗传毒性的报告中没有发现任何 DNA 损伤,而在两个不同人群中检测农药暴露的研究也没有发现 DNA 损伤。其他 39 项研究都发现,接触金属和杀虫剂会产生遗传毒性效应。

职业暴露对 DNA 损伤的影响一直是大量研究的主题,因为这涉及工人的健康安全和管理,以及化学、物理和生物职业危害因素的调查。许多化学品具有诱变和(或)致癌特性,是特定职业环境中的暴露因素。大气污染除了对公众造成风险外,还可以被认为是对职业群体的职业健康危害,如在城市工作的交警或专业司机(Ladeira 等,2017;Landrigan 等,2018)。对工作场所接触有毒化学品的情况进行生物监测,是评估人类健康风险和支持建立安全工作环境战略的基本工具。彗星试验已被用于检测和量化 DNA 损伤,其结果在暴露于各种职业危害,包括气体、化学物和抗癌药的工人中作为暴露于遗传毒性物质的标志物。它在人类安全和健康风险监测方面已得到广泛的应用,特别是在评估接触溶剂、汽油副产品、重金属、矿物纤维和微粒物时。一些综述总结了彗星试验在职业生物监测中的广泛应用(Faust 等,2004;Collins 等,2014;Valverde 等,2009)。例如,地面机场工作人员的白细胞和颊黏膜细胞中 Fpg 位点的水平明显高于同一机场办公室工作人员的对照组(Cavallo 等,2006)。对捷克共和国警察的一项研究也有类似的发现,与在室内工作的同事相比,在户外工作和暴露于交通排放的警察的氧化嘌呤和嘧啶(Fpg 敏感位点和 Endo Ⅲ敏感位点)水平更高。这种影响是季节性的,只有当空气污染程度(以颗粒物和多环芳烃衡量)很高时才会观察到。氧化的 DNA 碱基损伤与环境致癌多环芳烃水平呈正相关(Novotna 等,2007)。职业暴露于汽油、重金属、有机溶剂等副产品的遗传毒性效应已有多个报告(Ladeira 等,2007)。

ECFIBRETOX 项目的设立是为了调查职业接触作为石棉替代品的矿物纤维可能造成的健康风险(Dusinská 等,2004)。研究设计包括暴露组和对照组。该项目监测了石棉(70 例对照,61 例暴露)、矿棉(43 例对照,97 例暴露)和玻璃纤维(37 例对照,81 例暴露)的暴露情况,共调查 389 名受试者(150 名对照组和 239 名接触者)。暴露组在工厂工作至少 5 年。对照组的性别、年龄、吸烟习惯和饮酒情况与暴露组相匹配。所有受试者均接受临床检查,包括生化检查、X 线检查、肺活量测定、皮肤过敏试验及生活方式和营养问卷调查。每年在工作场所测量 4 次矿物纤维和多环芳烃的外部暴露,包括采样时间和使用个人剂量计。项目测量了各种暴露、效应和个体易感的生物标志物。研究发现,接触石棉的受试者氧化碱基、链断裂和染色体畸变的水平更高,但我们没有发现染色体畸变与 DNA 损伤有任何相关性(Dusinská 等,2004)。然而,在矿棉监测研究的受试者中,碱基损伤(EndoⅢ敏感位点)与微核呈正相关。

8.6　彗星试验在饮食因素与营养干预中的应用

在日常生活中,人们接触到许多具有引起或阻止诱变和致癌作用的物质(Ataseven 等,2016)。与内在的和不可改变的因素(如年龄和性别)相比,这些暴露并不是一成不变的,因为其暴露量每日均在变化,并且可因人而异(如受试者对某类食品的厌恶和偏爱,对体育活动的爱好和坚持程度的差异)。这些因素在研究中可能不会引起混杂效应,因为它们可能是高度个体化的。例如,摄入某些食品可能与遗传毒性有关,但在源人群中很少有具有相关饮食习惯的受试者。因此,在极少数这样的人进入生物监测研究的情况下,生物标志物值很可能被视为异常值。

大量的研究表明,饮食因素对人类的 DNA 稳定性有影响。食物的摄入是氧化应激的主要原因之一,氧化应激会导致遗传物质受损。微量营养素如铁、硒、锌和叶酸的缺乏及人类饮食中含有的遗传毒性致癌物质如亚硝胺、多环芳香烃和杂环芳香胺可造成遗传物质的损害和不稳定,从而产生不利于健康的影响,包括各种癌症、神经退行性疾病、心血管疾病、不孕症、过敏和衰老。据估计,在西方国家,大约 35% 的癌症死亡是由营养不良造成的,而饮食策略的制订至少可以部分避免这一问题。在人类食物中发现了大量的生物活性化合物,它们通过不同的作用方式保护 DNA,包括直接清除活性氧等活性分子、诱导解毒和抑制激活酶及诱导 DNA 修复过程的改变。

8.6.1　从食物中接触有毒物质

评估食品中遗传毒性化合物对人类影响的研究相对较少。其中一个典型案例是对冈比亚黄曲霉毒素暴露的生物监测研究(Anderson 等,1999)。然而,食品诱变剂的遗传毒性效应已经在细胞培养或动物模型中进行了研究。一个有趣的例子是,使用彗星试验研究食物如红肉的负面影响,该试验使用的是培养的暴露于人类粪便水中的人类结肠细胞(Joosen 等,2009)。

8.6.2　食物的常量和微量成分

彗星试验广泛用于人类生物监测来评估天然健康食品(如水果和蔬菜)、

特定的营养素（植物酚类和抗氧化剂）和补充剂（如叶酸、硒、类胡萝卜素）的DNA稳定性生物标志物的影响，包括DNA链断裂和DNA碱基改变（如氧化、烷基化和错误掺入的尿嘧啶）。

彗星试验已被广泛用于天然健康食品防止DNA损伤的作用的研究。既往的研究已发现高摄入各种富含抗氧化维生素和植物酚类的水果、蔬菜与低水平的内源性DNA链断裂和氧化DNA碱基呈正相关，其可防止DNA损伤（Dusinska等，2008）。最近在丹麦哥本哈根高收入地区对习惯性食用鱼、蔬菜、水果、沙拉、全麦面包和土豆的研究对象进行的一项相对大型的（$n=973$）横断面研究（Dusinska等，2008）结果表明，在调整了其他各种生活方式因素后，女性的Fpg敏感位点水平与鱼的摄入量呈反向关联。在男性的单因素方差分析中也发现了同样的反向关联，但在调整后的分析中这种关联不稳定，而沙拉摄入量在调整后的分析中与Fpg敏感位点水平呈反向相关。虽然这仅仅是一项横断面研究，但这预示着食用鱼类可能对人体氧化损伤DNA水平有保护作用。但这仅是一个观察结果，需要在一个精心设计的干预试验中加以证实。

在一个精心设计的干预研究中已证实，食物和食物成分在防止DNA损伤方面发挥着重要作用。彗星试验被广泛用于研究特定营养素（主要作为补充剂）和天然健康食品干预对基因组稳定性生物标志物的影响，包括DNA链断裂和碱基损伤。在一项检测DNA损伤和癌症的抗氧化剂假说的突破性研究中，每天给男性吸烟者和非吸烟者补充维生素C（100 mg）、维生素E（280 mg）和β-胡萝卜素（25 mg），持续20周，可显著降低其内源性DNA嘧啶氧化（用EndoⅢ修饰的彗星试验测量），而且可显著增加其对过氧化氢诱导的DNA链断裂的抵抗力（Duthie等，1996）。

几项中长期干预研究表明，摄入富含生物活性的食物和（或）食物生物活性有效成分后，DNA损伤水平降低（Bakuradze等，2015；Müllner等，2013；Kim等，2013；Moser等，2011）。然而，摄入单一份富含生物活性的食物和（或）成分后也发现了这种保护作用（Szeto等，2015；Del Bó等，2013；Guarnieri等，2007；Collins等，2001）。这种调节似乎取决于几个因素，如食品的类型、成分的生物利用度及食物使用和DNA损伤评估之间的时间长度。

少数几个评估富含生物活性的食物对氧化嘌呤水平和背景DNA链断裂的急性影响的研究结果相互矛盾。Bakuradz等（2016）发现，每2～8 h饮用200 mL咖啡，可以显著降低健康志愿者的背景DNA链断裂水平。Briviba等（2007）研究表明，1 000 g有机或常规种植的苹果可分别提供308 μg/g和

321 μg/g 鲜重的总多酚，食用苹果 24 h 后可降低 EndoⅢ敏感位点的水平。相比之下，DelBo 等(2016)报告，在吸烟和不吸烟的志愿者中，急性食用蓝莓对 DNA 链断裂水平和 Fpg 敏感位点没有显著影响。

叶酸缺乏会导致 RNA 相关的碱基尿嘧啶错误地掺入 DNA 中，从而导致 DNA 单链和双链断裂和染色体损伤(Duthie，2011)。一种改良的彗星试验可用于检测人淋巴细胞 DNA 中的尿嘧啶。这种改良是在类核裂解后，指试验过程中制备的琼脂糖凝胶经类核裂解后，揭示 DNA 中错误掺入的尿嘧啶(详见本书其他章节)。在一项随机双盲安慰剂对照干预研究中，使用这种方法测定每天补充 1.2 mg 叶酸持续 3 个月的健康男性和女性 DNA 中错误掺入的尿嘧啶，发现其数量显著减少。此外，研究还发现，叶酸状态的改善(红细胞、淋巴细胞和血浆叶酸)与 DNA 尿嘧啶错误掺入的减少密切相关，充分说明这种改良的彗星试验在人类生物监测中的价值(Basten 等，2006)。

彗星试验在食物干预研究中的一项特殊应用是“激发试验”(rechallenge test)，在该试验中，已经测量了氧化剂(如 H_2O_2)对体外诱导的 DNA 损伤的抗性。据报道，无论是 β-胡萝卜素、维生素 C 和维生素 E 的抗氧化剂混合物(Duthie 等，1996)，还是更复杂的食物来源，如胡萝卜汁、番茄提取物、猕猴桃、西兰花、野生蓝莓和榛子，均发现食物对 DNA 损伤有保护作用(Azqueta 等，2020)。然而，也有研究报道其对 DNA 损伤无影响。

总体来说，生物活性物质应被认为是潜在的混杂因素。这可能是生物监测研究(即对暴露在不同条件下的不同受试者进行彗星试验的 DNA 损伤评估)的一个值得重视的问题。然而，有关摄入不同的常量和微量营养素对 DNA 损伤的影响，或补充营养素及其可能的拮抗和(或)协同作用的证据尚不充分。食物干预研究对特定的常量或微量营养素的研究很有帮助。但这些研究往往也倾向于一定程度上的过度暴露。因此，膳食干预研究的结果可能并不直接适用于生物监测指南，将饮食干预研究的观察结果推广到一般人群是不确定的。建议按照标准时间安排采集的血液样本进行 DNA 损伤评估，将与饮食和整体行为相关的因素标准化，有助于将潜在的偏差降到最低，以便于不同研究的数据的比较。

8.7　彗星试验的临床研究

彗星试验已被应用于大量的临床研究。该技术在阐明治疗性接触某些化学物质对细胞培养的影响及在细胞水平上研究某些病理条件下 DNA 损伤是特别有价值的。

8.7.1 彗星试验与癌症监测

（1）彗星试验体内遗传毒性的评估：人用药品注册技术要求国际协调会议[ICH-S2(R1)]指南(2012)已经认可体内彗星试验及体内微核试验，并将其作为评估化学物质/致癌物遗传毒性的潜在工具。体内彗星试验在鉴别遗传毒性和非遗传毒性化学物质方面的能力已被广泛应用于遗传毒理学领域。彗星试验的结果可以作为一种前瞻性的生物标志物，用于预测遗传易感性和检测致癌性的 DNA 损伤，以及评估组织和所有细胞类型的局部遗传毒性，这是其他标准评估方法无法实现的(Kang 等,2013)。

（2）癌症患者 DNA 损伤的评估：DNA 损伤水平的增加和 DNA 修复机制的失效或缺陷的是启动癌症发病过程和驱动癌症进展的潜在分子事件。因此，彗星试验已被广泛应用于外周血淋巴细胞和肿瘤细胞的 DNA 损伤评估，并用于表征各种 DNA 损伤剂的 DNA 修复机制。对各种类型的癌症患者进行了广泛的研究发现，患者的基础 DNA 损伤水平均普遍升高，DNA 修复机制有缺陷(McKenna 等,2008)。研究人员试图进一步确定不同类型和不同阶段癌症的 DNA 损伤水平之间的相关性。因此，DNA 损伤的水平可提供癌症的性质和严重程度有价值的信息，这对于治疗癌症的专家确定最好的干预和治疗方式来终止癌症的进展，达到治愈癌症患者的目的可能是一个很有意义的工具(McKenna 等,2008)。

DNA 氧化产物，如氧化嘌呤或嘧啶，已被确定为 DNA 损伤和癌症之间联系的假定指标。McKenna 等(2008)回顾了彗星试验在与癌症相关的 DNA 损伤和修复活性方面的潜在应用。有研究显示，高水平的 DNA 损伤与不同类型的癌症相关联。也有研究表明(Collins 等,2014)，高水平的 DNA 损伤与不同类型的癌症有关，包括乳腺癌、宫颈癌、霍奇金病和食管癌。然而，并未发现肺癌患者和前列腺癌患者的 DNA 损伤水平与健康对照组有区别。

从病例对照研究中建立的 DNA 损伤和疾病之间的联系，目前还无法确定 DNA 损伤程度的提高是疾病的原因还是结果。与结直肠癌进展相关的炎症和氧化应激可导致 DNA 损伤(8-羟基鸟嘌呤和亚乙烯基加合物)增加，同时也以复杂的方式影响肿瘤和正常组织中的修复酶活性(Tudek 等,2012)。为了建立因果关系，需要进行前瞻性研究以确定 DNA 损伤程度高的个体是否会继续表现出更高的特定疾病风险。这样的研究还没有通过彗星试验来检测

DNA 损伤,与之相比,研究表明高水平的染色体畸变或微核形成的个体有更高的死亡率和癌症风险(Collins 等,2014)。

(3) 预测肿瘤放射与放射化疗敏感性:在癌症患者中,各种治疗方式的成功和结果取决于肿瘤细胞的内在增殖能力、缺氧状态以及很大程度上它对辐射和各种化疗药物的敏感性。克隆细胞生存分析和肿瘤细胞功能成像(PET 扫描和单光子发射 CT)已被用于测量对辐射的反应、代谢和缺氧状态。肿瘤细胞在软琼脂中生长的能力和时间是克隆原性细胞生存试验的限制步骤和缺点。碱性彗星试验克服了上述方法的缺点,它可以测量肿瘤细胞对低水平辐射的敏感性,这种敏感性在治疗癌症患者和低增殖能力的细胞中都具有应用价值(McKenna 等,2008)。研究人员尝试评估结肠癌、膀胱癌、乳腺癌、前列腺癌的不同肿瘤细胞系的放射敏感性发现,碱性彗星试验是一个有用的工具。此外,有研究者研究了不同剂量的辐射和辐射对不同癌症阶段的疗效。因此,一种标准化和有效的碱性彗星试验将是预测肿瘤细胞放射敏感性和确定癌症患者放射治疗疗效和进展的有用工具(Gunasekarana 等,2015)。除了评估涉及 DNA 单链和双链断裂,碱性彗星试验还能测量 DNA 交联和烷基化,这一优势进一步使该试验成为一种通用的工具,用于评估各种化合物作为化疗药物治疗癌症的敏感性(McKenna 等,2008)。研究结果表明,彗星试验对 DNA 双链断裂具有明显的剂量和时间响应关系,这表明了彗星试验在辐射生物剂量测定中的作用。

8.7.2 彗星试验与慢性退化性疾病

靶细胞的 DNA 损伤似乎是大多数慢性疾病的最终标志,如糖尿病、风湿性关节炎、神经退行性疾病,如阿尔茨海默病和帕金森病(Collins 等,2014)等。与健康对照组相比,糖尿病患者的 DNA 单链断裂和氧化应激水平更高。有研究证明,慢性疾病患者对自由基损伤的敏感性增加,DNA 修复机制的作用减弱。上述疾病导致的 DNA 损伤可能是由于氧化应激增加,也可能是由于各种其他有毒化合物对 DNA 的直接损伤。碱性彗星试验和对 8-羟基脱氧鸟苷水平的测量是评估 DNA 氧化损伤的合适方法。

氧化应激似乎在神经退行性疾病的发病机制中起着重要作用,在阿尔茨海默病和帕金森病患者的外周血单个核细胞或白细胞中发现了较高水平的氧化嘌呤。氧化 DNA 碱基在许多慢性疾病中是有用的标志物,氧化应激与糖尿病、类风湿或血管疾病有关。一些研究表明,唐氏综合征患者的 DNA 氧化水平增加,细胞对 DNA 损伤剂的敏感性增加。

类风湿关节炎已被证明与外周血单个核细胞中 DNA 损伤增加和 DNA 修复受损相关。彗星试验还发现,系统性红斑狼疮患者中性粒细胞 DNA 损伤水平增加,同时修复氧化 DNA 损伤的能力受损。

关于慢性退化性疾病的彗星试验研究最多是在糖尿病患者中进行的,大多数研究显示与疾病相关的 DNA 损伤水平升高。在 2 型糖尿病和神经病变患者的外周血单个核细胞中发现了更高水平的 DNA 链断裂或氧化损伤。Fpg 敏感位点显示与高血糖血症相关的变化,与血糖浓度密切相关的一些研究已经得到证实。与健康对照组相比,糖尿病患者对 H_2O_2 和阿霉素具有更高的敏感性,且对其诱导的 DNA 损伤修复效果较差。Sardas 等(2001)发现,与胰岛素依赖患者相比,非胰岛素依赖患者的 DNA 损伤水平更高。补充维生素 E 和维生素 C 对 DNA 损伤水平有影响。多项研究报道称,与健康受试者相比,糖尿病患者的 DNA 损伤和丙二醛水平更高,并且发现 DNA 损伤与超氧化物歧化酶水平或总抗氧化状态呈负相关。与未治疗的患者相比,用他汀类药物或格列齐特治疗的糖尿病患者的 DNA 损伤降低(Collin 等,2014)。

少数研究对 1 型糖尿病患者进行了研究,糖尿病患者通常表现出更高的氧化应激(Varvarovská 等,2004)。与健康儿童或相应的成人患者相比,糖尿病儿童外周血单个核细胞中的 DNA 修复能力增强,这可能是对氧化应激状态永久升高的反应。2 型糖尿病患者中,Fpg 敏感位点与血糖相关。糖尿病患者抗氧化防御受损可能是导致 DNA 损伤增加的机制之一。

脂质氧化有助于心血管疾病中动脉斑块的形成,外周血单个核细胞可作为评估氧化应激的替代靶细胞;因此,DNA 损伤测量可以有更广泛的意义,而不仅仅是考虑遗传毒性。Demirbag 等(2005)发现,与 42 名冠脉正常的受试者相比,53 名冠脉造影的冠心病患者的 DNA 损伤增加,抗氧化状态降低。Gur 等(2007)也发现,23 例心脏 X 综合征患者的外周血单个核细胞中 DNA 损伤增加。一项对 120 名冠心病患者和相同数量匹配的健康对照组的研究表明,彗星尾长度与丙二醛和亚硝酸盐/硝酸盐水平之间存在很强的相关性。与对照组相比,40 例冠心病患者外周血单个核细胞的 DNA 氧化损伤增加,并且损伤程度与疾病的严重程度相关。在 30 例冠心病患者中,脂质、蛋白质和 DNA 氧化增加,外周血单个核细胞的 DNA 损伤比丙二醛或蛋白质羰基作为血管病变严重程度的指标更为可靠(Collin 等,2014)。

利用彗星试验分析 DNA 损伤修复为临床开辟了一个新的视角。几种严重的电离辐射敏感性综合征与 DNA 单链或双链断裂修复缺陷有关。职业性照射或诊断性医疗程序造成的电离辐射暴露增加,令人担忧的是,其中一些人可能面临急性或慢性低剂量辐射的更高风险。因此,彗星试验似乎很适合筛查在常规临床程序中可能暴露于电离辐射的辐射敏感个体(McKenna 等,2008)。

8.7.3　彗星试验与男性不育

近年来,男性不育病例中精子 DNA 受损引起关注。精子 DNA 的质量已经通过彗星试验进行了评估,研究表明男性不育患者的精子 DNA 损伤程度比那些有生育能力的男性严重(Lewis 等,2008)。精子 DNA 损伤主要是由内源性的多不饱和脂肪酸过氧化过程衍生的活性氧引起的。与常规的 TUNEL 法、HALO 法、流式细胞术等相比,彗星试验被认为是评估精子 DNA 损伤和断裂更敏感的技术。由于精子 DNA 的独特结构(鱼精蛋白取代组蛋白),与其他细胞相比,对彗星分析技术的改进和优化是精子 DNA 评估面临的挑战。此外,在应用检测技术评估精子 DNA 损伤时,必须考虑到 DNA 修复机制的缺乏。进一步的研究正在进行中,以了解父系 DNA 损伤作为发育阶段早期缺失的原因(Jha,2008)。

8.8　人类生物监测的伦理学问题

使用彗星试验进行人类生物监测研究的伦理学问题与典型的其他分子流行病学研究的伦理学要求没有什么不同,因为使用该试验进行生物监测研究的目的与其他试验相似。分子流行病学研究中有关伦理问题的争论始于 20 世纪 90 年代初(Schulte,1992)。这些研究通常不会给参与者提供直接和间接的利益。但是,它们能够用于衡量干预措施的效果或提高对职业或环境风险的认识,使预防措施得以实施,可能具有科学价值和公共利益。彗星试验的一个独特的优点是可以使用多种非侵入性的生物样品收集程序,对参与者的干扰最小,权衡其健康效益和风险,该试验是可取的。但在取样方法、生物样品的种类和数量等方面的伦理学问题应引起重视,特别是在处理弱势人群时(Neri 等,2006;Feretti 等,2014)。

有关于样本收集和生物储存管理的指南,通常应包括关于伦理问题的实质性章节。随着科学和社会的进步,这些指导方针不断更新和修改,提出了新的伦理和法律问题和挑战。此外,不同实验室和国家之间的伦理和数据保护规则可能存在很大差异,这是在规划多中心研究和国际合作时应该认真考虑的。一段时间前,至少在欧洲层面上,已经明确指出,需要在人类生物监测研究中采用更加协调一致的社会伦理和法律方法,以确保在个人权利保护方面更加平等,并增加数据的可比性。COST 是一个名为 COSTA 行动的研究网络的基金组织。使用彗星试验的人类生物监测网络(hCOMET)努力提高人类接触和疾病研究的技术质量。用彗星试验进行人类生物监测研究的标准操作程序的制定是 hCOMET 的目标之一。有关人类生物监测研究的指南将涵盖此类研究规划和执行的所有主要方面,包括伦理问题(https://www.hcomet.eu)。在大多数国家,伦理问题是由法律规定的。一项研究在提交给相关机构、区域或国家层面的伦理委员会进行审议、评论、指导和批准之后才能开始进行。伦理委员会必须是公开、独立和合格的。伦理委员会通常包括来自几个领域的专家(如律师、统计学家、毒理学家、心理学家),伦理委员会应该对研究设计、样本收集程序、问卷和知情同意文件进行评估。此外,当样本采集可能对参与者构成风险(如血液样本)时,可能需要安排保险,而且许多国家还需要监管数据安全的机构的批准。

知情同意在尊重自主权方面具有重要作用,在从参与研究的受试者那里收集任何生物样本或临床、社会和职业数据之前,必须获得受试者的知情同意。必须向所有参与者提供可理解的信息,包括研究的性质和影响、潜在的风险、他们是否感到不适和对他们的益处。必须明确说明他们是自愿参加研究的,他们有权在任何时候退出研究。在当地地方性法规允许的情况下,激励或补偿必须详细描述。当涉及弱势的对象(如智力残疾的成年人或儿童)时,必须特别注意(Neri 等,2006)。

数据共享和材料传递是现代分子流行病学的重要资产;然而,它们需要由特定的转让协议来管理。受试者应自由和有意识地同意或不同意将其生物学数据用于未来的研究问题,以及其他研究人员在不可预见的、未指定的试验或后续研究中使用。

保护为研究目的而存储或处理的数据的隐私和机密性是监管机构日益关注的目标。任何生物材料都应进行编码,参与研究的受试者的身份应通过安全编码、加密或匿名程序在数据库中得到保护(OECD,2007)。

最后,每个受试者都有权决定是否告知研究结果,这应该在知情同意书中明确提及。在人类生物监测研究中,沟通研究结果的最好方式是在群体水平上进行:因为个人风险的信息可能会产生个人压力或污名化。目前,彗星试验评估个人风险的能力仍远未明确。建议制订交流计划,这可能会有很大帮助,特别是在报告有未知临床意义的意外结果的情况下。

本章参考文献

Aguiar Ramos JS, Arruda Alves A, Paiva Lopes M, et al., 2016. DNA damage in peripheral blood lymphocytes and association with polymorphisms in the promoter region of the CYP2E1 gene in alcoholics from Central Brazil, Alcohol., 57: 35 - 39.

Anderson D, Yu TW, Dobrzyńska MM, et al., 1997. Effects in the comet assay of storage conditions on human blood. Teratog. Carcinog. Mutagen., 17(3): 115 - 125.

Anderson D, Yu TW, Hambly RJ, et al., 1999. Aflatoxin exposure and DNA damage in the comet assay in individuals from the Gambia, West Africa. Teratog. Carcinog. Mutagen., 19(2): 147 - 155.

Angerer J, Ewers U, Wilhelm M, 2007. Human biomonitoring: state of the art. Int. J. Hyg. Environ. Health, 210(3 - 4): 201 - 228.

Ataseven N, Yüzbaşıoğlu D, Keskin AÇ, et al., 2016. Genotoxicity of monosodium glutamate. Food Chem. Toxicol., 91: 8 - 18.

Avogbe PH, Ayi-Fanou L, Autrup H, et al., 2005. Ultrafine particulate matter and high-level benzene urban air pollution in relation to oxidative DNA damage. Carcinogenesis, 26(3): 613 - 620.

Azqueta A, Ladeira C, Giovannelli L, et al., 2020. Application of the comet assay in human biomonitoring: an hCOMET perspective. Mutat Res., 783: 108288.

Azqueta A, Muruzabal D, Boutet-Robinet E, et al., 2019. Technical recommendations to perform the alkaline standard and enzyme-modified comet assay in human biomonitoring studies. Mutat. Res., 843: 24 - 32.

Azqueta A, Rundén-Pran E, Elje E, et al., 2018. The comet assay applied to cells of the eye. Mutagenesis, 33(1): 21 - 24.

Bakuradze T, Lang R, Hofmann T, et al., 2015. Consumption of a dark roast coffee decreases the level of spontaneous DNA strand breaks: a randomized controlled trial. Eur. J. Nutr., 54(1): 149 - 156.

Bakuradze T, Lang R, Hofmann T, et al., 2016. Coffee consumption rapidly reduces background DNA strand breaks in healthy humans: results of a short-term repeated uptake intervention study. Mol. Nutr. Food Res., 60(3): 682 - 686.

Balbo S, Brooks PJ, 2015. Implications of acetaldehyde-derived DNA adducts for understanding alcohol-related carcinogenesis. Adv. Exp. Med. Biol., 815: 71 - 88.

Basten GP, Duthie SJ, Pirie L, et al., 2006. Sensitivity of markers of DNA stability and repair activity to folate supplementation in healthy volunteers. Br. J. Cancer, 94(12): 1942 - 1947.

Bausinger J, Speit G, 2016. The impact of lymphocyte isolation on induced DNA damage in human blood samples measured by the comet assay. Mutagenesis, 31(5): 567 - 572.

Betti C, Davini T, Gianessi L, et al., 1995. Comparative studies by Comet test and SCE analysis in human lymphocytes from 200 healthy subjects. Mutat. Res., 343(4): 201 - 207.

Bräuner EV, Forchhammer L, Møller P, et al., 2007. Exposure to ultrafine particles from ambient air and oxidative stress-induced DNA damage. Environ Health Perspect, 115(8): 1177 - 1182.

Briviba K, Stracke BA, Rüfer CE, et al., 2007. Effect of consumption of organically and conventionally produced apples on antioxidant activity and DNA damage in humans. J. Agric Food Chem, 55(19): 7716 - 7721.

Bó CD, Riso P, Campolo J, et al., 2013. A single portion of blueberry (Vaccinium corymbosum L) improves protection against DNA damage but not vascular function in healthy male volunteers. Nutr. Res., 33(3): 220 - 227.

Carbajal-López Y, Gómez-Arroyo S, Villalobos-Pietrini R, et al., 2016. Biomonitoring of agricultural workers exposed to pesticide mixtures in Guerrero state, Mexico, with comet assay and micronucleus test. Environ. Sci. Pollut. Res., 23(3): 2513 - 2520.

Cavallo D, Casadio V, Bravaccini S, et al., 2014. Assessment of DNA damage and telomerase activity in exfoliated urinary cells as sensitive and noninvasive biomarkers for early diagnosis of bladder cancer in ex-workers of a rubber tyres industry. Biomed Res. Int., 2014: 370907.

Cavallo D, Ursini CL, Carelli G, et al., 2006. Occupational exposure in airport personnel: characterization and evaluation of genotoxic and oxidative effects. Toxicology, 223(1 - 2): 26 - 35.

Chandirasekar R, Lakshman Kumar B, Sasikala K, et al., 2014. Assessment of genotoxic and molecular mechanisms of cancer risk in smoking and smokeless tobacco users. Mutat. Res., 767: 21 - 27.

Collins A, Koppen G, Valdiglesias V, et al., 2014. The comet assay as a tool for human biomonitoring studies: the ComNet Project. Mutat Res, 759: 27 - 39.

Collins AR, Azqueta A, 2012. DNA repair as a biomarker in human biomonitoring studies; further applications of the comet assay. Mutat. Res., 736(1 - 2): 122 - 129.

Collins AR, 2004. The comet assay for DNA damage and repair: principles, applications, and limitations. Mol. Biotechnol., 26(3): 249 - 261.

Collins AR, Koppen G, Valdiglesias V, et al., 2014. The comet assay as a tool for human biomonitoring studies: the ComNet Project. Mutat. Res., 759: 27 - 39.

Collins BH, Horská A, Hotten PM, et al., 2001. Kiwifruit protects against oxidative DNA damage in human cells and in vitro. Nutr. Cancer, 39(1): 148 - 153.

da Silva JD, 2016. DNA damage induced by occupational and environmental exposure to miscellaneous chemicals. Mutat. Res., 770(Pt A): 170 - 182.

de Coster S, Koppen G, Bracke M, et al., 2008. Pollutant effects on genotoxic parameters and tumor-associated protein levels in adults: a cross sectional study. Environ. Health, 7: 26.

Del Bó C, Porrini M, Campolo J, et al., 2016. A single blueberry (Vaccinium corymbosum) portion does not affect markers of antioxidant defence and oxidative stress in healthy volunteers following cigarette smoking. Mutagenesis, 31(2): 215 - 224.

Del Bo' C, Riso P, Campolo J, et al., 2013. A single portion of blueberry (Vaccinium corymbosum L) improves protection against DNA damage but not vascular function in healthy male volunteers, Nutr Res, 33(3): 220 - 227.

Demirbag R, Yilmaz R, Kocyigit A, 2005. Relationship between DNA damage, total antioxidant capacity and coronary artery disease. Mutat. Res., 570(2): 197-203.

Dhawan A, Anderson D, 2009. The Comet Assay in Toxicology. United Kingdom: RSC Publishing.

Dusinska M, Collins AR, 2008. The comet assay in human biomonitoring: gene-environment interactions. Mutagenesis, 23(3): 191-205.

Dusinska M, Staruchova M, Horska A, et al, 2012. Are glutathione S transferases involved in DNA damage signalling? Interactions with DNA damage and repair revealed from molecular epidemiology studies. Mutat. Res., 736(1-2): 130-137.

Dusinská M, Collins A, Kazimírová A, et al., 2004. Genotoxic effects of asbestos in humans. Mutat. Res., 553(1-2): 91-102.

Duthie SJ, 2011. Folate and cancer: how DNA damage and DNA repair impact on colon carcinogenesis. J. Inherit. Metab. Dis., 34(1): 101-109.

Duthie SJ, Ma A, Ross MA, et al., 1996. Antioxidant supplementation decreases oxidative DNA damage in human lymphocytes. Cancer Res., 56(6): 1291-1295.

Esteves F, Teixeira E, Amorim T, et al., 2017. Assessment of DNA damage in a group of professional dancers during a 10-month dancing season. J. Toxicol. Environ. Health A, 80(13-15): 797-804.

Faust F, Kassie F, Knasmuller S, et al., 2004. The use of the alkaline comet assay with lymphocytes in human biomonitoring studies. Mutat. Res., 566(3): 209-229.

Feretti D, Ceretti E, De Donno, et al., 2014. Monitoring air pollution effects on children for supporting public health policy: the protocol of the prospective cohort MAPEC study. BMJ Open, 4 (9): e006096.

Fernández-Bertólez N, Azqueta A, Pásaro E, et al., 2021. Salivary leucocytes as suitable biomatrix for the comet assay in human biomonitoring studies. Arch Toxicol., 95(6): 2179-2187.

Fracasso ME, Doria D, Franceschetti P, et al., 2006. DNA damage and repair capacity by comet assay in lymphocytes of white-collar active smokers and passive smokers (non- and ex-smokers) at workplace. Toxicol. Lett., 167(2): 131-141.

Gajski G, Geric M, Lovrencic MV, et al., 2018. Analysis of health-related biomarkers between vegetarians and non-vegetarians: a multi-biomarker approach. J. Funct. Foods, 48: 643-653.

Gamboa RT, Gamboa AR, Bravo AH, et al., 2008. Genotoxicity in child populations exposed to polycyclic aromatic hydrocarbons (PAHs) in the air from Tabasco, Mexico. Int. J. Environ. Res. Public Health, 5: 349-355.

Geric M, Gajski G, Oreščanin V, et al., 2018. Seasonal variations as predictive factors of the comet assay parameters: a retrospective study. Mutagenesis, 33(1): 53-60.

Giacosa A, BaraleR, Bavaresco L, et al., 2016. Mediterranean way of drinking and longevity, Crit. Rev. Food Sci. Nutr., 56: 635-640.

Giovannelli L, Pitozzi V, Moretti S, et al., 2006. Seasonal variations of DNA damage in human lymphocytes: correlation with different environmental variables. Mutat. Res., 593(1-2): 143-152.

Giovannelli L, Pitozzi V, Riolo S, et al., 2003. Measurement of DNA breaks and oxidative damage in polymorphonuclear and mononuclear white blood cells: a novel approach using the comet assay. Mutat. Res., 538(1-2): 71-80.

Godschalk RW, Ersson C, Stepnik M, et al., 2014. Variation of DNA damage levels in peripheral blood mononuclear cells isolated in different laboratories. Mutagenesis, 29(4): 241-249.

Guarnieri S, Riso P, Porrini M, 2007. Orange juice vs vitamin C: effect on hydrogen peroxide-induced DNA damage in mononuclear blood cells. Br. J. Nutr., 97(4): 639-643.

Gunasekarana V, Raj GV, Chand P, 2015. A comprehensive review on clinical applications of comet assay. J. Clin. Diagn. Res., 9(3): GE01-GE05.

Gur M, Yildiz A, Demirbag R, et al., 2007. Increased lymphocyte deoxyribonucleic acid damage in patients with cardiac syndrome X. Mutat. Res., 617(1-2): 8-15.

Hartmann A, Plapperet U, Raddatz K, et al., 1994. Does physical activity induce DNA damage? Mutagenesis, 9(3): 269-272.

Hemmingsen JG, Jantzen K, Møller P, et al., 2015. No oxidative stress or DNA damage in peripheral blood mononuclear cells after exposure to particles from urban street air in overweight elderly. Mutagenesis, 30(5): 635-642.

Hemmingsen JG, Møller P, Jantzen K, et al., 2015. Controlled exposure to diesel exhaust and traffic noise — effects on oxidative stress and activation in mononuclear blood cells. Mutat. Res., 775: 66-71.

Hininger I, Chollat-Namy A, Sauvaigo S, et al., 2004. Assessment of DNA damage by comet assay on frozen total blood: method and evaluation in smokers and non-smokers. Mutat. Res., 558(1-2): 75-80.

Hoffmann H, Högel J, Speit G, 2005. The effect of smoking on DNA effects in the comet assay: a meta-analysis. Mutagenesis, 20: 455-466.

Humphreys V, Martin RM, Ratcliffe B, et al., 2007. Age-related increases in DNA repair and antioxidant protection: a comparison of the Boyd Orr Cohort of elderly subjects with a younger population sample. Age Ageing, 36(5): 521-526.

Jensen A, Løhr M, Eriksen L, et al., 2012. Influence of the OGG1 Ser326Cys polymorphism on oxidatively damaged DNA and repair activity. Free Rad. Biol. Med., 52(1): 118-125.

Jha AN, 2008. Ecotoxicological applications and significance of the comet assay. Mutagenesis, 23(3): 207-221.

Joosen AM, Kuhnle GG, Aspinall SM, et al., 2009. Effect of processed and red meat on endogenous nitrosation and DNA damage. Carcinogenesis, 30(8): 1402-1407.

Kang SH, Kwon JY, Lee JK, et al., 2013. Recent advances in in vivo genotoxicity testing: prediction of carcinogenic potential using comet and micronucleus assay in animal models. J Cancer Prev., 18(4): 277-288.

Kassie F, Parzefall W, Knasmüller S, 2000. Single cell gel electrophoresis assay: a new technique for human biomonitoring studies. Mutat. Res., 463(1): 13-31.

Kim YJ, Ahn YH, Lim Y, et al., 2013. Daily nutritional dose supplementation with antioxidant nutrients and phytochemicals improves DNA and LDL stability: a double-blind, randomized, and placebo-controlled trial. Nutrients, 5(12): 5218－5232.

Kocyigit A, Selek S, Celik H, et al., 2011. Mononuclear leukocyte DNA damage and oxidative stress: the association with smoking of hand-rolled and filter-cigarettes. Mutat. Res., 721(2): 136－141.

Koppen D, De Prins S, Jacobs A, et al., 2018. The comet assay in human biomonitoring: cryopreservation of whole blood and comparison with isolated mononuclear cells. Mutagenesis, 33(1): 41－47.

Koppen G, De Prins G, Cox S, et al., 2015. Panel study on indoor exposure to polyaromatic hydrocarbons in relation to DNA damage biomarkers. Germany: ResearchGate.

Koppen G, Verheyen G, Maes A, et al., 2007. A battery of DNA effect biomarkers to evaluate environmental exposure of Flemish adolescents. J. Appl. Toxicol., 27(3): 238－246.

Ladeira C, Smajdova L, 2017. The use of genotoxicity biomarkers in molecular epidemiology: applications in environmental, occupational and dietary studies. AIMS Genet., 4(3): 166－191.

Lam TH, Zhu CQ, Jiang CQ, 2002. Lymphocyte DNA damage in elevator manufacturing workers in Guangzhou, China. Mutat. Res., 515(1－2): 147－157.

Landrigan PJ, Fuller R, Acosta NJR, et al., 2018. The Lancet Commission on pollution and health. Lancet., 391(10119): 462－512.

León-Mejía G, Espitia-Pérez L, Hoyos-Giraldo LS, et al., 2011. Assessment of DNA damage in coal open-cast mining workers using the cytokinesis-blocked micronucleus test and the comet assay. Sci. Total Environ., 409(4): 686－691.

Lewis SEM, Agbaje IM, 2008. Using the alkaline comet assay in prognostic tests for male infertility and assisted reproductive technology outcomes. Mutagenesis, 23(3): 163－170.

Lovell DP, Omori T, 2008. Statistical issues in the use of the comet assay. Mutagenesis., 23(3): 171－182.

Lundby C, Pilegaard H, van Hall G, et al., 2003. Oxidative DNA damage and repair in skeletal muscle of humans exposed to high-altitude hypoxia. Toxicology, 192(2－3): 229－236.

Løhr M, Jensen A, Eriksen L, et al., 2015. Age and metabolic risk factors associated with oxidatively damaged DNA in human peripheral blood mononuclear cells. Oncotarget, 6(5): 2641－2653.

Marcon A, Fracasso ME, Marchetti P, et al., 2014. Outdoor formaldehyde and NO_2 exposures and markers of genotoxicity in children living near chipboard industries. Environ. Health Perspect., 122(6): 639－645.

McKenna DJ, McKeown SR, McKelvey-Martin VJ, 2008. Potential use of the comet assay in the clinical management of cancer. Mutagenesis, 23(3): 183－190.

Milic M, Rozgaj R, Kašuba V, et al., 2010. Correlation between folate and vitamin B_{12} and markers of DNA stability in healthy men: preliminary results. Acta Biochim. Pol., 57(3): 339－345.

Moro AM, Brucker N, Charão M, et al., 2012. Evaluation of genotoxicity and oxidative damage in painters exposed to low levels of toluene. Mutat. Res., 746(1): 42－48.

Moser B, Szekeres T, Bieglmayer C, et al., 2011. Impact of spinach consumption on DNA stability in peripheral lymphocytes and on biochemical blood parameters: results of a human intervention trial. Eur. J. Nutr., 50(7): 587-594.

Müllner E, Brath H, Pleifer S, et al., 2013. Vegetables and PUFA-rich plant oil reduce DNA strand breaks in individuals with type 2 diabetes. Mol. Nutr. Food Res., 57(2): 328-338.

Møller P, 2006. Assessment of reference values for DNA damage detected by the comet assay in human blood cell DNA. Mutat. Res., 612(2): 84-104.

Møller P, 2019. Effect of age and sex on the level of DNA strand breaks and oxidatively damaged DNA in human blood cells. Mutat. Res., 838: 16-21.

Møller P, Jensen A, Løhr M, et al., 2019. Fish and salad consumption are inversely associated with levels of oxidatively damaged DNA in a Danish adult cohort. Mutat. Res., 843: 66-72.

Møller P, Knudsen LE, Loft S, et al., 2000. The comet assay as a rapid test in biomonitoring occupational exposure to DNA-damaging agents and effect of confounding factors. Cancer Epidemiol Biomarkers Prev., 9(10): 1005-1015.

Møller P, Loft S, 2010. Oxidative damage to DNA and lipids as biomarkers of exposure to air pollution. Environ. Health Perspect., 118(8): 1126-1136.

Møller P, Wallin H, Holst E, et al., 2002. Sunlight induced DNA damage in human mononuclear cells. FASEB J., 16(1): 45-53.

Møller P, Wallin H, Knudsen LE, 1996. Oxidative stress associated with exercise, psychological stress and life style factors. Chem. Biol. Interact., 102(1): 17-36.

Neri N, Bonassi S, Knudsen LE, et al., 2006. Children's exposure to environmental pollutants and biomarkers of genetic damage. I. Overview and critical issues. Mutat. Res., 612(1): 1-13.

Niess AM, Hartmann A, Grünert-Fuchs M, et al., 1996. DNA-damage after exhaustive treadmill running in trained and untrained men. Int. J. Sports Med., 17(6): 397-403.

Novotna B, Topinka J, Solansky I, et al., 2007. Impact of air pollution and genotype variability on DNA damage in Prague policemen. Toxicol. Lett., 172(1-2): 37-47.

OECD, 2007. OECD Best Practice Guidelines for Biological Resource Centres. [2021-7-1] http://www.oecd.org/sti/biotech/38777417.pdf.

OECD, 2016. Test No. 489: In Vivo Mammalian Alkaline Comet Assay. [2016-7-29] https://www. oecd. org/env/test- no- 489-in-vivo-mammalian-alkaline-comet-assay-9789264264885-en. htm.

Perera FP, Hemminki K, Gryzbowska E, et al., 1992. Molecular and genetic damage in humans from environmental pollution in Poland. Nature, 360 (6401): 256-258.

Pool-Zobel BL, Dornacher I, Lambertz R, et al., 2004. Genetic damage and repair in human rectal cells for biomonitoring: sex differences, effects of alcohol exposure, and susceptibilities in comparison to peripheral blood lymphocytes. Mutat. Res., 551(1-2): 127-134.

Retana-Ugalde R, Altamirano-lozano M, Mendoza-Núñez VM, 2007. Is there a similarity between dna damage in adults with chronic alcoholism and community-dwelling healthy older adults? Alcohol Alcohol., 42(2): 64-69.

Rojas E, Lorenzo Y, Haug K, et al., 2014. Epithelial cells as alternative human biomatrices for comet assay. Front. Genet., 5: 386.

Rojas E, Valverde M, Lopez MC, et al., 2000. Evaluation of DNA damage in exfoliated tear duct epithelial cells from individuals exposed to air pollution assessed by single cell gel electrophoresis assay. Mutat. Res., 468 (1): 11 – 17.

Rombaldi F, Cassini C, Salvador M, et al., 2009. Occupational risk assessment of genotoxicity and oxidative stress in workers handling anti-neoplastic drugs during a working week. Mutagenesis, 24(2): 143 – 148.

Sardas S, Cimen B, Karsli S, et al., 2009. Comparison of genotoxic effect between smokeless tobacco (Maras powder) users and cigarette smokers by the alkaline comet assay. Hum. Exp. Toxicol., 28(4): 214 – 219.

Sardaş S, Yilmaz M, Oztok U, et al., 2001. Assessment of DNA strand breakage by comet assay in diabetic patients and the role of antioxidant supplementation. Mutat. Res., 490(2): 123 – 129.

Schulte PA, 1992. Biomarkers in epidemiology: scientific issues and ethical implications. Environ. Health Perspect., 98: 143 – 147.

Sirota NP, Kuznetsova EA, 2008. Spontaneous DNA damage in peripheral blood leukocytes from donors of different age. Bull. Exp. Biol. Med., 145(2): 194 – 197.

Slyskova J, Naccarati A, Polakova V, et al., 2011. DNA damage and nucleotide excision repair capacity in healthy individuals. Environ. Mol. Mutagen., 52(7): 511 – 517.

Srám RJ, Benes I, Binková B, et al., 1996. Teplice program — the impact of air pollution on human health. Environ. Health Perspect., 104(4): 699 – 714.

Staruchova M, Collins AR, Volkovova K, et al., 2008. Occupational exposure to mineral fibres. Biomarkers of oxidative damage and antioxidant defence and associations with DNA damage and repair. Mutagenesis, 23(4): 249 – 260.

Szeto YT, Sin YS, Pak SC, et al., 2015. American ginseng tea protects cellular DNA within 2 h from consumption: results of a pilot study in healthy human volunteers. Int. J. Food Sci. Nutr., 66(7): 815 – 818.

Tsilimigaki SI, Messini-Nikolaki N, Kanariou M, et al., 2003. A study on the effects of seasonal solar radiation on exposed populations. Mutagenesis, 18(2): 139 – 143.

Tudek B, Speina E, 2012. Oxidatively damaged DNA and its repair in colon carcinogenesis. Mutat. Res., 736(1 – 2): 82 – 92.

Valverde M, Rojas E, 2009. Environmental and occupational biomonitoring using the comet assay. Mutat. Res., 681(1): 93 – 109.

Valverde M, Rojas E, 2019. Comet Assay in Human Biomonitoring//Dhawan A, Anderson D. The comet assay in toxicology. 2nd ed. Cambridge: RSC Publishing: 264 – 296.

Varvarovská J. Racek J, Stetina R, et al., 2004. Aspects of oxidative stress in children with type 1 diabetes mellitus. Biomed. Pharmacother, 58(10): 539 – 545.

Verschaeve L, Koppen G, Van Gorp U, et al., 2007. Seasonal variations in spontaneous levels of DNA damage; implication in the risk assessment of environmental chemicals. J. Appl. Toxicol.,

27(6): 612-620.

Vinzents PS, Møller P, Sørensen M, et al., 2005. Personal exposure to ultrafine particles and oxidative DNA damage. Environ. Health Perspect., 113(11): 1485-1490.

Vodicka P, Vodenkova S, Opattova A, et al., 2019. DNA damage and repair measured by comet assay in cancer patients. Mutat. Res., 843: 95-110.

Wasson GR, McKelvey-Martin VJ, Downes CS, 2008. The use of the comet assay in the study of human nutrition and cancer. Mutagenesis, 23(3): 153-162.

Weng H, Weng Z, Lu Y, et al., 2010. Effects ofalcohol-drinkingbehaviourand ADH1B and ALDH2 polymorphisms on basal DNA damage in human mononuclear cells as determined by the comet assay. Mutat. Res., 701(2): 132-136.

World Health Organization (WHO), 2015. Human Biomonitoring: Facts and Figures. https://www.hcomet.eu[2020-10-16].

Zhu CQ, Lam TH, Jiang CQ, et al., 2000. Increased lymphocyte DNA strand breaks in rubber workers. Mutat. Res., 470(2): 201-209.

第 9 章
彗星试验在生态毒理学中的应用

9.1 引 言

随着人类人口增长和生活方式的改变,人造污染物的生产、使用和处置数量日益增多。水环境往往是这种不断增加的污染物的最终接受体,其中很大一部分可能具有遗传毒性和致癌性,这对保护自然资源质量来说是重大挑战。现在已经认识到,许多有害物质可能超出检测限度,尽管近年来在确定污染物在环境不同区域(即土壤、水、沉积物和生物样品)中的结局和浓度的方法方面有了重大的进展。即使可以在环境中或在生物样品中检测到这些污染物,但仍然无法全面地对这些污染物的健康风险进行评估,除非适当评价它们的生物或生态效应。此外,环境中的污染物,包括遗传毒性物质,可能以复杂混合物的形式出现,未知物质的存在和潜在的相互作用可导致污染物所造成的实际风险与根据特定物质评估所预测的风险之间存在一定的差异。生物系统是毒物作用的靶标,它们提供了从环境样品的化学分析中无法轻易获得的重要资料,因此可作为综合环境管理的诊断工具(Jha 等,2000),评估自然生物群体的生物学反应是危害和风险评估的一个重要组成部分。相对于人类健康领域的研究,非人类物种(稀有物种或生殖产出低的物种除外)在种群水平上的研究也应受到重视(Moore 等,2004)。

9.1.1 生态毒理学与遗传生态毒理学的基本概念与演变

生态毒理学研究的主要目的是确定种群进化适应性(即增长、生育和繁殖能力),自然种群的长期生存依赖于其生长和繁殖的能力,从而保持种群结构在一个特定的生态或环境中的地位。因此,如果污染事件会对种群结构产生不利影响,确定特定环境中物种的质量和数量分布一直是主要的生态毒理学参数。

如果繁殖成功率是主要的生态毒理学参数,那么了解影响自然物种正常繁殖模式的生物学和物理因素也很重要。这对无脊椎动物尤其重要，它们占现有物种的90%(Barnes,1968)，在生态系统功能中发挥着重要作用。尽管无脊椎动物具有重要的生态学意义，但我们对它们的繁殖策略和行为的了解非常有限。其原因之一是我们无法在常规的实验室培养条件下维持自然物种。因此，只有少数选定的无脊椎动物物种被开发用于生态毒理学研究的生殖研究(Hutchinson,2007)。然而，繁殖成功率不仅受季节性因素和物理因素的影响，还受其与其他物种直接或间接的相互作用的影响。例如，已知硅藻分泌的化学物质可以产生一系列具有生物活性的代谢物，这些代谢物可以作为信息素或内分泌干扰物。虽然硅藻分泌的多不饱和醛并不适用于所有物种，但在自然生物种群中已被证明具有广泛破坏生殖过程，影响卵母细胞成熟、受精、精子流动、胚胎发生和幼虫健康等作用(Lewis 等,2004;Caldwell 等,2005)。生殖是生物体最重要的特征，体细胞系统和生殖细胞系统的能量分配是相互关联的。正是体细胞系统的成熟引起了生殖的成功(Calow 等,1990)。体细胞系统能量同化的任何干扰都可能导致生物反应的产生，而生物反应反过来又可作为生殖成功率潜在损害的指标或替代指标。

毒物可以以多种可能的方式侵入生物系统。评估自然生物群体中的繁殖成功率有固有局限性，而自然生物群体的资源是密集的，因此，评估体细胞内的其他亚致死代偿反应从逻辑上看是可行的，同时，还可以评估体内生殖细胞系统的这类反应。事实上，这些亚致死补偿反应是过去 20 年生态毒理学研究的主要关注点(Calow,1991;Hebel 等,1997)。实验室和实地研究都表明，亚致死和亚生物水平的效应(如蛋白质、DNA 损伤的周转率下降等)影响能量代谢、健康和生殖成功率，并可导致种群水平效应(Atienzar 等,2004;Atienzar 等,2001)。事实上有研究已证实，基因组不稳定性的增加不但在实验室研究中，而且在现场条件下，均在种群适应性下降中起着重要作用。

虽然在过去几十年里在确定环境因素对诱导人类遗传损伤的影响方面取得了迅速的进展，但在确定这些因素对野生或自然物种的影响方面进展相对有限。尽管早在 1914 年，有研究就以发育中的棘皮动物胚胎为模型，并利用一系列昆虫和植物物种，确立了染色体变化与肿瘤起源之间的关系。在 20 世纪，遗传毒理学的确立在毒理学的一些重要领域发挥了关键作用(Natarajan,2002)。但鉴于历史和技术的原因，遗传生态毒理学的发展仍受到种种限制。近年来，由于环境污染物引起的基因库改变的例子(如工业黑变病、对金属和杀虫剂的耐受性)已经在不同文献中被广泛报告，才意识到亟须评估导致野生物种遗传损害的潜在影响，这为遗传毒理学在生态毒理学(即所谓的遗传生态毒理学)开创了一个必要且有价值的研究领域,以评价污染物对遗传的直接或间接影响。

9.1.2　彗星试验在遗传生态毒理学中的作用

自从 Singh 等(1988)向科学界推出了碱性单细胞凝胶电泳方案,即彗星试验以来,其应用一直在增加。目前,用于遗传毒性评价的专题领域非常广泛,无论是在体外还是在体内,无论是在实验室还是在陆生或水生环境中。它已广泛应用于各种试验模型如细菌、真菌、细胞培养、节肢动物、鱼类、两栖动物、爬行动物、哺乳动物和人类的试验模型。本章旨在全面回顾目前在生态毒理学领域应用的内容: 首先,展示在实验室和现场用作生物指示物的最常用的试验模型。鱼类显然是应用最多的一组模型,反映出它们作为生物指示模型的受欢迎程度及人们对水生环境健康的关注;两栖动物是对环境变化最敏感的生物之一,主要是因为它们早期的水生发育阶段和高度渗透性的皮肤。此外,在陆生方法中,蚯蚓、植物或哺乳动物都是在实验室和自然环境中作为污染物、污染物和化学品复杂混合的遗传毒性评价试验模型的优良物种。出于实际/技术原因,血液是最常见的选择,但组织/细胞如鳃、精子细胞、早期幼虫阶段、体腔细胞、肝脏或肾脏也被使用。其次,强调与其他生物标志物的相关性,提出建设性的评价意见。最后总结并展望今后在生态毒理学领域内的应用前景。

9.2　生态毒理学常用的试验模型

9.2.1　两栖动物

两栖动物是对环境变化最敏感的生物之一,主要是因为它们早期的水生发育阶段和高渗透性的皮肤。因此,它们被建议作为环境污染的生物指示物(Gonzalez-Mille 等,2013)。环境污染是两栖动物数量下降的主要原因,因此,两栖动物监测项目在评估暴露和亚致死效应时十分重要。尽管如此,彗星试验在涉及这些生物的生态毒理学研究中的应用是相对较新的。该项工作始于1996 年(Ralph 等,1996)。1996 年,相关人员针对两栖动物进行了大量的研究,将彗星试验应用于几种两栖动物成年和幼年阶段的细胞,主要是绿蛙石酸盐蛤和非洲爪蟾。这些研究主要集中在确定接触几种污染物对 DNA 损伤的影响，包括除草剂、农药和其他外源化学物如甲磺酸甲酯。其他化学物如杀真菌剂、金属、石化污染物、持久性有机污染物、甲磺酸乙酯、苯并(a)芘、硫染料、抗生素和 DMSO 也有报道。此外，利用彗星试验在污染位点，即化学污染的湖泊、煤矿、垃圾倾倒地点、疏浚沉积物地点、污染水体，以及都市固体废物焚烧的残渣反复进行的生物监测也在用两栖动物进行研究。也有研究报道，通过彗星试验评估(Shishhova 等，2013)暴露于电磁场对精子细胞的影响。一般来说，这些研究是在体内进行的，红细胞是最常用的细胞类型。

9.2.2 鱼类

从历史上看，鱼类与彗星试验应用于环境毒理学领域的关系最为密切，因为鱼类是最早采用该技术作为生物监测工具来评估污染物对野生动物的遗传毒性的动物模型之一。Pandrangi 等(1995)进行了一项开创性的应用研究。这项研究检查了加拿大五大湖沉积物中积累的有毒废物的影响，选择的岗哨物种是云斑鮰和普通鲤鱼。作者将碱性彗星试验进行一些改良，并应用于鱼的红细胞，得出结论：该检测方法非常灵敏，在检测环境污染物造成的 DNA 损伤方面应该是有价值的。自 1995 年以来，这类研究已经反复以多种多样的方式包括体外、体内和原位暴露及测量野生原生标本进行探索，并发表于各种不同的科学出版物上，已超过 300 多篇文章，通过彗星试验测试鱼细胞的 DNA 完整性问题，使鱼类成为迄今环境健康评估框架中采用最多的动物群体。

众所周知，彗星试验几乎适用于所有物种。自 1995 年以来，该试验成功应用于 90 多种鱼类，主要包括硬骨鱼纲、条鳍亚纲及肉鳍亚纲，如巨骨舌鱼(Groff 等，2010)。对无颚鱼纲进行了一项有趣的研究，用七鳃鳗探索精子 DNA 损伤与受精能力之间的关系(Ciereszko 等，2005)，而软骨鱼纲则完全未被探索。考虑到彗星试验方案需要非常少的细胞样本，该技术适用于各种不同大小的鱼，从非常小的鱼如食蚊鱼甚至更小的遮目鱼到更大的物种如康吉鳗均适用。

在与测试的毒物/污染物类型有关的方面，彗星试验在水生遗传毒理学领域的应用是伴随着涉及鱼类模型的环境毒理学其他子领域的发展而发展。因此，除了传统评估污染物如持久性有机污染物、金属或杀虫剂外，遗传毒理学家已证实必须充分关注的应急遗传毒物有药物、内分泌干扰物(如四溴双酚、纳米颗粒、生物毒素、放射性核素或紫外线)，应关注这些毒物的辐射。

9.2.3 双壳类及其他软体动物

近年来,彗星试验在软体动物中的应用如雨后春笋般出现。这些生物长期以来一直被视为世界范围内生物监测计划的主要对象之一,特别是在水生生态系统中。特别是双壳类软体动物,其作为岗哨物种和毒性试验的研究对象受到了特别的关注,在过去几年中发表了大量的文献。其中,贻贝类已经成为用彗星试验研究海洋遗传毒物一个最重要的靶标,这在很大程度上是由于它们的全球广泛分布性和对污染物的敏感性。应用范围包括从物质测试到现场和非现场沉积物和水的监测,甚至石油泄漏后的回收评估。对新兴污染物(包括纳米材料)遗传毒性效应的研究也在兴起。其他与当地关系更密切的双壳类软体动物被证明也是很好的候选测试物种,如欧洲西南部的蛤蜊和鸟尾蛤。在淡水环境中,通过彗星试验进行遗传毒性评估,最常见的双壳类软体动物是绿唇贻贝、斑马贻贝和亚洲蛤。在陆地环境中,腹足类软体动物取代了双壳类软体动物,使用蜗牛作为遗传毒性的有效岗哨物种已在原位检测中得到证实。

9.2.4 陆生动植物

污染物对活机体的结局和效应可能在水生和陆地环境有所不同。土壤是与无机和有机分子具有高结合能力的复杂结合物,这些结合物及某些长期的变化(如老化和风化)可调节污染的生物效应。鉴于这些原因,不能直接从水生物种推断陆生物种(terrestrial species)的毒性,这意味着需要特定的方法和模型来评估土壤污染物对陆生生物群体的影响(Vasseur 等,2014)。

过滤生物如贻贝在水中的作用在土壤里被蚯蚓代替,此外,蚯蚓能够移动和观察周围环境,提供时间和空间轴的信息。反过来,植物是固着在土壤中的,但它们的根向侧面和深处扩展,从连续的地层吸收污染物。

彗星试验在蚯蚓上的应用开始于20世纪90年代,蚯蚓作为岗哨物种用于检测土壤中遗传毒性物质的存在从那时起被广泛修订,已经进行了一些蚯蚓的比较研究(Vasseur 等,2014)。赤子爱胜蚓(*Eisenia fetida*)和 *Aporrectodea caliginosa* 在彗星试验中显示了相同的灵敏度(Klobučar 等,2011)。Fourie 等(2007)比较了5种蚯蚓(*Amynthas diffringens*、*A. caliginosa*、*E. fetida*、*Dendrodrilus rubidus* 和 *Microchaetus benhami*)在暴露 48 h 后对镉遗传毒性的敏感性。*E. fetida*%彗星尾 DNA 最高,对 DNA 断裂的敏感性仅次于 *D. rubidus*,后者与对照比较,尾部 DNA 断裂率最高。

植物也特别适合用于土壤的生态毒理学评估，包括遗传毒性。彗星试验可以在不同的器官（根细胞或叶细胞的核）中进行，适当时可结合生长试验进行。然而，植物细胞的裂解和释放具有挑战性，需要对该方案进行特殊改良（如机械提取细胞核或原生质体的产生），这可能依组织和物种而定。一般来说，彗星试验在植物中远不像在动物中那样普遍和广泛。

以脊椎动物（特别是鸟类和啮齿动物）作为岗哨物种的彗星试验手段，追踪了陆地环境中的遗传毒性物质。1998 年 4 月，位于西班牙西南部的 Aznalcóllar 矿山发生了一场生态灾难，大量含金属的有毒酸性废物泄漏，威胁到了 Doñana 国家公园的野生动物。对白鹳和黑鸢进行的彗星试验对 DNA 损伤的存在进行了 4 年的研究（Pastor 等，2001，2004；Baos 等，2006）。结果表明，与来自非污染地区的对照组相比，鸟类暴露显著增加遗传毒性损害。在矿灾后 4 年，有毒物质的泄漏似乎仍然影响着野生动物，DNA 损伤检测结果表明，试图清理废物是无效的。此外，相关人员进行了一项确定居住在切尔诺贝利地区的家燕血细胞 DNA 损伤的研究，以评估长期暴露于低放射性污染是否继续对自由生活的动物种群造成遗传损伤。结果表明，即使在切尔诺贝利核电站事故发生 20 年后，生活在切尔诺贝利周边地区的家燕的彗星试验 DNA 损伤值仍然比低水平地点取样的家燕高（Bonisoli-Alquati 等，2010）。

啮齿类动物在多种场景中被用作生态遗传毒性的岗哨物种。欧洲木鼠是一种普遍存在的、丰富的物种，已用于评估垃圾场、城市或交通污染、废弃铀矿场地环境的影响。在所有案例中，木鼠彗星试验被证实是检测环境遗传毒物暴露的最敏感和可靠的工具。黄颈木鼠是一种近缘物种，居住在中欧和北欧地区。2010 年和 2011 年，在保加利亚 Strandzha 国家公园的不同保护区进行了一项研究。在 Sredoka 保护区的黄颈木鼠分析个体中，出现彗星试验参数的增高。这些结果表明，由于长期污染，一些小鼠种群存在遗传损伤（Mitkovska 等，2012）。阿尔及利亚小鼠是一个类似的物种，更常见于南欧。然而，这个物种已经被用在不同的研究中。有研究对生活在西班牙西南部 Huelva 市附近工业区和非污染地区（Doñana 国家公园）的小鼠进行了比较，结果表明，对野生小鼠进行彗星试验可以作为污染监测的一个有价值的工具（Mateos 等，2008）。1998 年，Aznalcollar 硫铁矿发生环境灾难后，在 Doñana 公园（西班牙）对阿尔及利亚小鼠的外周血白细胞采用彗星试验进行遗传毒性监测。分别对不同地区这些小鼠在生态灾难发生 6 个月后和 1 年后取样，结果表明，1998 年在所有被检测的区域，彗星参数都增高了，而 1999 年在受潮汐影响的河边地区采集的样本，则观测到该值显著下降（Festa 等，2003）。

野生的黑家鼠和小家鼠个体也被彗星试验评估为DNA损伤。在哥伦比亚进行的一项研究调查了煤矿矿区和对照区两个地区的动物,结果表明,暴露于煤矿会导致啮齿动物血细胞中初级DNA损伤的增加(León等,2007)。在加拿大渥太华/加蒂诺地区的高尔夫球场上,已经用草甸田鼠来测量农药暴露的影响(Knopper等,2005)。项圈栉鼠是一种南美物种,曾被用于南大河湾(巴西)煤炭地区的生物监测。彗星试验研究结果表明,煤及其副产品不仅会导致血细胞的DNA损伤,还会导致其他组织的DNA损伤,主要是肝、肾和肺(da Silva等,2000)。

同样值得关注的是,应用不同食性级别的动物来评估毒物对给定生态系统的影响。最近的一个例子是对2011年日本福岛核电站事故期间释放的放射性物质对野生动物影响进行评估。采用彗星试验方法研究了环境辐射对野猪和蚯蚓的影响,对大气低辐射(0.28 μSv/h)的区域和高辐射(2.85 μSv/h)的区域进行比较。作者构建了一个以野猪为顶级捕食者的食物网模型,并测量了土壤、植物、蚯蚓和野猪的放射性水平。在两个区域捕获的野猪的DNA损伤程度没有显著差异,但来自高辐射区域的蚯蚓的DNA损伤程度明显大于来自低辐射区域的蚯蚓(Fujita等,2014)。

9.3　彗星试验与其他生物标志物的相关性

9.3.1　两栖动物

许多研究将检测DNA链断裂的彗星试验与评估其他生物标志物结合起来,以确定污染物对暴露的机体的影响。其中一些研究表明,彗星试验的结果与其他生物标志物之间存在正相关关系。例如,在Mouchet等(2005a,b;2006a,b)的研究中,多数情况下DNA链断裂检测与微核诱导呈正相关。这一结果是意料之中的,因为彗星试验测量的是原始DNA损伤,微核试验反映的是未修复或不适当修复的初级DNA损伤导致的不可修复的损害,这些损害很可能会遗传给后代的细胞。Liu等(2006)的另一项研究调查活性氧在除草剂乙草胺诱发的花背蟾蜍蝌蚪肝脏DNA损伤的作用,结果显示,DNA损伤与丙二醛形成呈正相关,与总抗氧化能力呈负相关。这一结果表明,除草剂乙草胺通过形成活性氧诱导DNA损伤。Zhang等(2012)进行了一项研究,评估镉在泽陆蛙睾丸引起的氧化应激和细胞凋亡,也显示DNA损伤、脂质过氧化物和活性氧的形成与谷胱甘肽测定呈正相关,表明氧化应激的作用将破坏这些细胞的 DNA。这些研究表明,将彗星试验纳入组合试验的重要性,这些试验有助于确定导致所观察到的影响的连锁事件,并确定对 DNA 的损害类型。

9.3.2 鱼类模型

作为成熟的标志,近年来人们特别关注非污染相关因素(生物和非生物)对遗传毒性表达的干扰,这可用于正确评估化学污染对 DNA 损伤测量的贡献。在这个方面,研究人员对鲤鱼进行了缺氧和高氧的测试,这两种条件都被认为是水环境中的重要应激源,结果表明,这两种条件都增加了 DNA 的氧化损伤(与常氧条件相比增加约 25%)(Mustafa 等,2011)。另一项研究表明,剧烈的极端运动会导致雅罗鱼的 DNA 氧化损伤,表明生活在快速流动和污染的水域中的鱼类风险增加(Aniagu 等,2006)。此外,对鱼龄、性别和采样周期的影响也进行了调查(Akcha 等,2004)。在成年黄盖鲽鱼中,雄鱼的 DNA 断裂比雌鱼高,而这一现象在幼鱼中则相反。无论性别,成鱼的 DNA 损伤程度比幼鱼要高。还有研究表明,DNA 损伤的形成可受季节变量的影响,即与脂质含量、生物转化活性和(或)产卵周期的变化有关的变化(Akcha 等,2004)。假如在组织取样前使用麻醉会对 DNA 完整性评估产生混杂影响。然而,暴露于苯佐卡因的尼罗罗非鱼显示,这种麻醉剂不会影响彗星试验结果(de Miranda Cabral Gontijo 等,2003)。

大多数使用该技术的鱼类研究一致认为,彗星试验可以成功地应用于监测环境干扰的影响。有人建议,基因组不稳定性的生态毒理学后果及其与彗星试验测定的 DNA 断裂的相关性值得特别关注(Jha,2008)。为了获得生态上的相关性,应该确定遗传毒性应激和较高生物学水平上的效应之间的机制联系,这有助于在种群水平上预测有害效应(如生殖障碍)。人类遗传毒性物质的不良影响是否与鱼类数量的减少有关,这一争议一直是最近一些研究的主要课题。对斑马鱼和遗传毒性模型(暴露于 4 -硝基喹啉- 1 -氧化物)进行了完整生命周期测试,以寻找遗传毒性效应和生态毒理学风险之间的因果联系。Diekmann 等根据数学模拟(Diekmann 等,2004)的方法观察到,产卵量随着 DNA 损伤的诱导(Diekmann 等,2004)而减少,这可能会导致鱼类灭绝。然而,该研究未能证明遗传毒性在功能上与卵子产量减少有关的直接证据。评估生殖细胞 DNA 损伤对后代结局的影响被认为是一项预测水生遗传毒物对鱼类的潜在长期影响的战略,因为这种细胞的基因损伤如果未修复或错误修复,就会遗传给后代(Devaux 等,2011)。研究表明,暴露于烷基化基因毒性模型甲基甲磺酸酯的亲代鱼(海鳟和北极嘉鱼)的精子 DNA 损伤与后代骨骼异常发生率呈正相关,明确表明 DNA 损伤是可遗传的(Devaux 等,2011)。随后的一项研究中,在体外受精前,将三刺鱼的精子体外暴露于甲基甲磺酸中,证明了子代胚胎发育异常与精子 DNA 损伤之间的关系(Santos 等,2013)。研究还发现,尽管虹鳟的 DNA 受损,但其精子仍能保持受精能力,尽管胚胎存活率受到了影响(Pérez-Cerezales 等,2010)。DNA 受损生殖细胞对生殖过程中影响的风险评估与具有外部受精/胚胎发育的动物(如鱼类)特别相关(Pérez-Cerezales 等,2010),因为配子和胚胎都可以直接暴露于水传播的遗传毒性物质。这种方法对于预测 DNA 损伤对种群增长率、后代适应性、进而对种群动态的影响可以做出额外的贡献,最近一项针对斑马鱼的多代研究表明,长期暴露在甲基甲磺酸中会损害生存、生长、生殖能力和 DNA 完整性。此外,由于基因突变的转移和遗传的 DNA 损伤传给下一代,后代的致畸性和死亡率较高,表明遗传毒性与野生种群数量下降之间存在因果关系(Faßbender 等,2013)。

9.3.3　双壳类及其他软体动物

必须指出的是,通过非原位研究,有许多报告显示,有机毒物对软体动物的遗传毒性效应降低(Parolini 等,2012;Martins 等,2013),这主要是由于软体动物与脊椎动物相比,负责有机毒物的生物活化、导致活性氧的产生和遗传毒性代谢物形成的多功能氧化酶含量较低(Peters 等,2002)。至少对双壳类的原位研究通常会发现彗星试验数据和混合毒物背景水平之间的良好一致性,尤其是有机毒物(Pereira 等,2011;Martins 等,2012;Michel 等,2013)。尽管如此,一些作者指出了环境混杂因素的影响,特别是与季节相关的影响,强调了在温暖月份氧化应激和 DNA 链断裂的增加(Almeida 等,2011;Michel 等,2013)。

用于检测 DNA 氧化损伤的酶修饰彗星试验刚刚开始应用于软体动物,试图了解这些生物中潜在的 DNA 损伤机制,这是一个仍待摸索的课题。例如,Dallas 等(2013)的工作未能检测到镍引起的被检测双壳类软体动物血细胞中 Fpg 敏感位点(氧化)和 DNA 损伤,这与人类细胞的体外研究相矛盾。在另一个例子中,Michel 和 Vincent-Hubert(2012)揭示,在体外和体内暴露于已知遗传毒性物质(如 B[α]P)的斑马贝细胞中,hOGG1 在检测氧化损伤方面比烷基化位点(甚至与 Fpg 相比)更有效。这些明显的矛盾表明,我们对软体动物 DNA 损伤和修复的原因和机制知之甚少。事实上,与遗传毒性物质的生物积累和氧化应激相关的生物标志物(如脂质过氧化或抗氧化酶活性)相比时,根据物质、物种和评估条件的不同,彗星试验数据往往出现矛盾或非线性关系。

这再次要求我们在理解软体动物遗传毒性的基本机制及它们与脊椎动物的差异方面取得突破，大多数的遗传毒性评估方法都是针对这一问题设计的。

9.3.4 陆生生物

赤子爱胜蚓被广泛用作堆肥蠕虫，因为它有降解废物的潜力，几十年来一直在农场和实验室饲养。它不断接触有毒化合物，特别是那些农用化合物，可能是一个物种进化的因素。某些化合物对不同物种解毒特定代谢方式的选择性也可能引起其他遗传毒性物质的激活，这在其他物种（小家鼠与非洲大鼠比较）中已经证明了（Acosta 等，2004）。另外，根据类似的推理，生长在污染地区的蠕虫可能对环境中存在的化合物产生了耐受性。

9.4 小结与展望

在遗传毒性研究中，彗星试验比其他常用的试验方法有几个显著的优点。它既适用于真核生物，又适用于原核生物，几乎适用于任何类型的细胞，这使得它成为一种广泛应用的试验。试验方法的可靠性、试验的敏感性、试验数据收集快速方便及与生态群体危害的真实的相关性也是这种技术的特点。

总之，在缺乏其他方便或实用的方法的情况下，彗星试验将继续在评估自然生物群体的遗传损伤诱导方面发挥重要作用。然而，该试验确实需要适当的优化、验证和实验室间的协调，使用栖息于在不同的生态位、具有不同的摄食习惯和繁殖策略的不同生态相关的物种开展研究。十分重要的是，必须将检测结果与其他相关终点联系起来，使其成为一种强大的生态毒理学工具。通过这些对野生生物的综合研究获得的信息也可以用于人类健康领域，在这一领域，彗星试验与其他分析方法的同时应用在运筹上是困难的。最后，21 世纪，随着后基因组时代分子技术的快速发展，我们需要通过一个不同的视角来看待生态毒理学目标，保存 DNA 生命的蓝图的完整性。当生物多样性和气候变化问题成为首要的科学议题时，基因组实体的保护也必将在生态毒理学研究中得到应有的重视。

本章参考文献

Abd-Allah GA, el-Fayoumi RI, Smith MJ, et al., 1999. A comparative evaluation of aflatoxin B1 genotoxicity in fish models using the Comet assay. Mutat. Res., 446(2): 181 - 188.

Acosta MM, Borràs M, Lapuente JD, et al., 2004. Differential histopathological response to oral administration of potassium dichromate ($K_2Cr_2O_7$) between the wood mouse (Apodemus sylvaticus) and the laboratory mouse (Mus musculus). Toxicol. Appl. Pharmacol., 197(3): 371.

Akcha F, Leday G, Pfohl-Leszkowicz A, 2004. Measurement of DNA adducts and strand breaks in dab (Limanda limanda) collected in the field: effects of biotic (age, sex) and abiotic (sampling site and period) factors on the extent of DNA damage. Mutat. Res., 552(1-2): 197-207.

Alexander RR, Alexander M, 2000. Bioavailability of genotoxic compounds in soils. Environ. Sci. Technol., 34(8): 1589-1593.

Almeida C, Pereira C, Gomes T, et al., 2011. DNA damage as a biomarker of genotoxic contamination in Mytilus galloprovincialis from the south coast of Portugal. J. Environ. Monit., 13(9): 2559-2567.

Aniagu SO, Day N, Chipman JK, et al., 2006. Does exhaustive exercise result in oxidative stress and associated DNA damage in the chub (Leuciscus cephalus)? Environ. Mol. Mutagen., 47(8): 616-623.

Atienzar FA, Cheung VV, Jha AN, et al., 2001. Fitness parameters and DNA effects are sensitive indicators of copper-induced toxicity in Daphnia magna. Toxicol. Sci., 59(2): 241-250.

Atienzar FA, Jha AN, 2004. The random amplified polymorphic DNA (RAPD) assay to determine DNA alterations, repair and transgenerational effects in B(a)P exposed Daphnia magna. Mutat. Res., 552(1-2): 125-140.

Baos R, Jovani R, Pastor N, et al., 2006. Evaluation of genotoxic effects of heavy metals and arsenic in wild nestling in white storks (Ciconia ciconia) and black kites (Milvus migrans) from southwester Spain after a mining accident. Environ. Toxicol. Chem., 25(10): 2794.

Barnes RD, 1968. Invertebrate Zoology. Saunders: Philadelphia.

Bonisoli-Alquati A, Voris A, Mousseau TA, et al., 2010. DNA damage in barn swallows (Hirundo rustica) from the Chernobyl region detected by use of the Comet Assay. Comp. Biochem. Physiol. Part C, 151(3): 271-277.

Borràs M, Nadal J, 2004. Biomarkers of genotoxicity and other end-points in an integrated approach to environmental risk assessment. Mutagenesis, 19(3): 165-168.

Caldwell GS, Lewis C, Olive PJW, et al., 2005. Exposure to 2, 4-decadienal negatively impacts upon marine invertebrate larval fitness. Mar. Environ. Res., 59(5): 405-417.

Calow P, 1991. Physiological costs of combating chemical toxicants: ecological implications. Comp. Biochem. Physiol., 100(1-2): 3-6.

Calow P, Sibly RM, 1990. A physiological-basis of population processes-ecotoxicological implications. Funct. Ecol., 4(3): 283-288.

Ciereszko A, Wolfe TD, Dabrowski K, 2005. Analysis of DNA damage in sea lamprey (Petromyzon marinus) spermatozoa by UV, hydrogen peroxide, and the toxicant bisazir. Aquat. Toxicol., 73(2): 128-138.

Costa PM, Caeiro S, Vale C, et al., 2012. Can the integration of multiple biomarkers and sediment geochemistry aid solving the complexity of sediment risk assessment? A case study with a benthic fish. Environ. Pollut., 161: 107 - 120.

da Silva J, de Freitas TR, Heuser V, et al., 2000. Effects of chronic exposure to coal in wild rodents (Ctenomys torquatus) evaluated by multiple methods and tissues. Mutat. Res., 470(1): 39 - 51.

da Silva J, Freitas TRO, Marinho JR, et al., 2000. An alkaline single-cell gel electrophoresis (comet) assay for environmental biomonitoring with native rodents. Genet. Mol. Biol., 23(1): 241 - 245.

Dallas LJ, Bean TP, Turner A, et al., 2013. Oxidative DNA damage may not mediate Ni-induced genotoxicity in marine mussels: assessment of genotoxic biomarkers and transcriptional responses of key stress genes. Mutat. Res., 754(1 - 2): 22 - 31.

de Miranda Cabral Gontijo AM, Barreto RE, Speit G, et al., 2003. Anesthesia of fish with benzocaine does not interfere with Comet Assay results. Mutat. Res., 534(1 - 2): 165 - 172.

Devaux A, Fiat L, Gillet C, et al., 2011. Reproduction impairment following paternal genotoxin exposure in brown trout (Salmo trutta) and Arctic charr (Salvelinus alpinus). Aquat. Toxicol., 101(2): 405 - 411.

Diekmann M, Hultsch V, Nagel R, 2004. On the relevance of genotoxicity for fish populations I: effects of a model genotoxicant on zebrafish (Danio rerio) in a complete life-cycle test. Aquat. Toxicol., 68(1): 13 - 26.

Diekmann M, Waldmann P, Schnurstein A, et al., 2004. On the relevance of genotoxicity for fish populations II: genotoxic effects in zebrafish (Danio rerio) exposed to 4 - nitroquinoline - 1 - oxide in a complete life-cycle test. Aquat. Toxicol., 68(1): 27 - 37.

Faßbender C, Braunbeck T, 2013. Reproductive and genotoxic effects in zebrafish after chronic exposure to methyl methanesulfonate in a multigeneration study. Ecotoxicology, 22(5): 825 - 837.

Festa F, Cristaldi M, Ieradi LA, et al., 2003. The comet assay for the detection of DNA damage in mus spretus from Doñana National Park. Environ. Res., 91(1): 54 - 61.

Fourie F, Reinecke SA, Reinecke AJ, 2007. The determination of earthworm species sensitivity differences to cadmium genotoxicity using the comet assay. Ecotoxicol. Environ. Saf., 67(3): 361 - 368.

Fujita Y, Yoshihara Y, Sato I, et al., 2014. Environmental radioactivity damages the DNA of earthworms of Fukushima prefecture, Japan. Eur. J. Wildl. Res., 60(1): 145 - 148.

Ghosh M, Bandyopadhyay M, Mukherjee A, 2010. Genotoxicity of titanium dioxide (TiO_2) nanoparticles at two trophic levels: plant and human lymphocytes. Chemosphere, 81(10): 1253 - 1262.

Gonzalez-Mille D J, Espinosa-Reyes G, Rivero N, et al., 2013. Persistent Organochlorine Pollutants (POPs) and DNA damage in giant toads (Rhinella marina) from an industrial area at Coatzacoalcos, Mexico. Water Air Soil Pollut., 224(11): 1 - 14.

Groff AA, da Silva J, Nunes EA, et al., 2010. UVA/UVB-induced genotoxicity and lesion repair in Colossoma macropomum and Arapaima gigas Amazonian fish. J. Photochem. Photobiol. B. Biol., 99(2): 93-99.

Hebel DK, Jones MB, Depledge MH, 1997. Responses of crustaceans to contaminant exposure: a holistic approach. Estuar. Coast. Shelf Sci., 44(2): 177-184.

Hutchinson TH, 2007. Small is useful in endocrine disrupter assessment-four key recommendations for aquatic invertebrate research. Ecotoxicology, 16(1): 231-238.

Jha AN, 2008. Ecotoxicological applications and significance of the comet assay. Mutagenesis, 23(3): 207-221.

Jha AN, Cheung VV, Foulkes ME, et al., 2000. Detection of genotoxins in the marine environment: adoption and evaluation of an integrated approach using the embryo-larval stages of the marine mussel, Mytilus edulis. Mutat. Res., 464(2): 213-228.

Klobučar GI, Stambuk A, Srut M, et al., 2011. Aporrectodea caliginosa, a suitable earthworm species for field based genotoxicity assessment? Environ. Pollut., 159(4): 841-849.

Knopper LD, Mineau P, McNamee JP, et al., 2005. Use of Comet and micronucleus assays to measure genotoxicity in Meadow Voles (Microtus pennsylvanicus) living in golf course ecosystems exposed to pesticides. Ecotoxicology, 14(3): 323-335.

Lewis C, Caldwell GS, Bentley MG, et al., 2004. Effects of a bioactive diatom-derived aldehyde on developmental stability in Nereis virens (Sars) larvae: an analysis using fluctuating asymmetry. J. Exp. Mar. Biol. Ecol, 304(1): 1-16.

León G, Pérez LE, Linares JC, et al., 2007. Genotoxic effects in wild rodents (Rattus rattus and Mus musculus) in an open coal mining area. Mutat. Res., 630(1-2): 42-49.

Liu Y, Zhang Y, Liu J, et al., 2006. The role of reactive oxygen species in the herbicide acetochlor-induced DNA damage on Bufo raddei tadpole liver. Aquat. Toxicol., 78(1): 21-26.

Martins M, Costa PM, Ferreira AM, et al., 2013. Comparative DNA damage and oxidative effects of carcinogenic andnon-carcinogenic sediment-bound PAHs in the gills of a bivalve. Aquat. Toxicol., 142-143: 85-95.

Martins M, Costa PM, Raimundo J, et al., 2012. Impact of remobilized contaminants in Mytilus edulis during dredging operations in a harbour area: bioaccumulation and biomarker responses. Ecotoxicol. Environ. Saf., 85: 96-103.

Mateos S, Daza P, Domínguez I, et al., 2008. Genotoxicity detected in wild mice living in a highly polluted wetland area in south western Spain. Environ. Pollut., 153(3): 590-593.

Michel C, Bourgeault A, Gourlay-Francé C, et al., 2013. Seasonal and PAH impact on DNA strand-break levels in gills of transplanted zebra mussels. Ecotoxicol. Environ. Saf., 92: 18-26.

Michel C, Vincent-Hubert F, 2012. Detection of 8-oxodG in Dreissena polymorpha gill cells exposed to model contaminants. Mutat. Res., 741(1-2): 1-6.

Mitkovska V, Chassovnikarova T, Atanasov N, et al., 2012. DNA damage detected by comet assay in Apodemus flavicollis (Melchior, 1834) from strandzha natural park. Acta Zool. Bulg., 4: 155-158.

Moore MN, Depledge MN, Readman JW, et al., 2004. An integrated biomarker-based strategy for ecotoxicological evaluation of risk in environmental management. Mutat. Res., 552(1-2): 247-268.

Mouchet F, Gauthier L, Mailhes C, et al., 2005a. Biomonitoring of the genotoxic potential of draining water from dredged sediments, using the comet and micronucleus tests on amphibian (Xenopus laevis) larvae and bacterial assays (Mutatox and Ames tests). J. Toxicol. Environ. Health Part A, 68(10): 811-832.

Mouchet F, Gauthier L, Mailhes C, et al., 2005b. Comparative study of the Comet Assay and the micronucleus test in amphibian larvae (Xenopus laevis) using benzo(a)pyrene, ethyl methanesulfonate, and methyl methanesulfonate: establishment of a positive control in the amphibian Comet Assay. Environ. Toxicol., 20(1): 74-84.

Mouchet F, Gauthier L, Mailhes C, et al., 2006a. Biomonitoring of the genotoxic potential of aqueous extracts of soils and bottom ash resulting from municipal solid waste incineration, using the comet and micronucleus tests on amphibian (Xenopus laevis) larvae and bacterial assays (Mutatox and Ames tests). Sci. Total Environ., 355(1-3): 232-246.

Mouchet F, Gauthier L, Mailhes C, et al., 2006b. Comparative evaluation of genotoxicity of captan in amphibian larvae (Xenopus laevis and Pleurodeles waltl) using the Comet Assay and the micronucleus test. Environ. Toxicol., 21(3): 264-277.

Mustafa SA, Al-Subiai SN, Davies SJ, et al., 2011. Hypoxia-induced oxidative DNA damage links with higher level biological effects including specific growth rate in common carp, Cyprinus carpio L. Ecotoxicology, 20(6): 1455-1466.

Natarajan AT, 2002. Chromosome aberrations: past, present and future. Mutat. Res., 504(1-2): 3-16.

Pakrashi S, Jain N, Dalai S, et al., 2014. In vivo genotoxicity assessment of titanium dioxide nanoparticles by Allium cepa root tip assay at high exposure concentrations. PLoS ONE, 9(2): e87789.

Panda KK, Achary VM, Krishnaveni R, et al., 2011. In vitro biosynthesis and genotoxicity bioassay of silver nanoparticles using plants. Toxicol. In Vitro, 25(5): 1097-1105.

Pandrangi R, Petras M, Ralph S, et al., 1995. Alkaline single cell gel (comet) assay and genotoxicity monitoring using bullheads and carp. Environ. Mol. Mutagen., 26(4): 345-356.

Parolini M, Binelli A, 2012. Cyto-genotoxic effects induced by three brominated diphenyl ether congeners on the freshwater mussel Dreissena polymorpha. Ecotoxicol. Environ. Saf., 79: 247-255.

Pastor N, Baos R, López-Lázaro M, et al., 2004. A 4 year follow-up analysis of genotoxic damage in birds of the Doñana area (south west Spain) in the wake of the 1998 mining waste spill. Mutagenesis, 19(1): 61-65.

Pastor N, López-Lázaro M, Tella JL, et al., 2001. Assessment of genotoxic damage by the Comet Assay in white storks (Ciconia ciconia) after de Doñana ecological disaster. Mutagenesis, 16(3): 219-223.

Pereira SM, Fernández-Tajes J, Rábade T, et al., 2011. Comparison between two bivalve species as tools for the assessment of pollution levels in an estuarian environment. J. Toxicol. Environ. Health Part A, 74(15－16): 1020－1029.

Peters LD, Telli-Karakoç F, Hewer A, et al., 2002. In vitro mechanistic differences in benzo[a]pyrene-DNA adduct formation using fish liver and mussel digestive gland microsomal activating systems. Mar. Environ. Res., 54(3－5): 499－503.

Pérez-Cerezales S, Martínez-Páramo S, Beirão J, et al., 2010. Fertilization capacity with rainbow trout DNA-damaged sperm and embryo developmental success. Reproduction, 139(6): 989－997.

Ralph S, Petras M, Pandrangi R, et al., 1996. Alkaline single-cell gel (comet) assay and genotoxicity monitoring using two species of tadpoles. Environ. Mol. Mutagen., 28(2): 112－120.

Santos R, Palos-Ladeiro M, Besnard A, et al., 2013. Relationship between DNA damage in sperm after ex vivo exposure and abnormal embryo development in the progeny of the three-spined stickleback. Reprod. Toxicol., 36: 6－11.

Shishova NV, Uteshev VK, Sirota NP, et al., 2013. The quality and fertility of sperm collected from European common frog (Rana temporaria) carcasses refrigerated for up to 7 days. Zoo Biol., 32(4): 400－406.

Singh NP, McCoy MT, Tice RR, et al., 1988. A simple technique for quantitation of low levels of DNA damage in individual cells. Exp. Cell Res., 175(1): 184－191.

Vasseur P, Bonnard M, 2014. Ecogenotoxicology in earthworms: a review. Curr. Zool., 60: 255－272.

Zhang H, Cai C, Shi C, et al., 2012. Cadmium-induced oxidative stress and apoptosis in the testes of frog Rana limnocharis. Aquat. Toxicol., 122－123: 67－74.